3/3

Christine Selius

Nahrung als Medizin

Die heilende Kraft der Nahrung gezielt nutzen

Vorbeugen und behandeln
mit den richtigen
Lebensmitteln, Säften und Tees

SÜDWEST

Inhalt

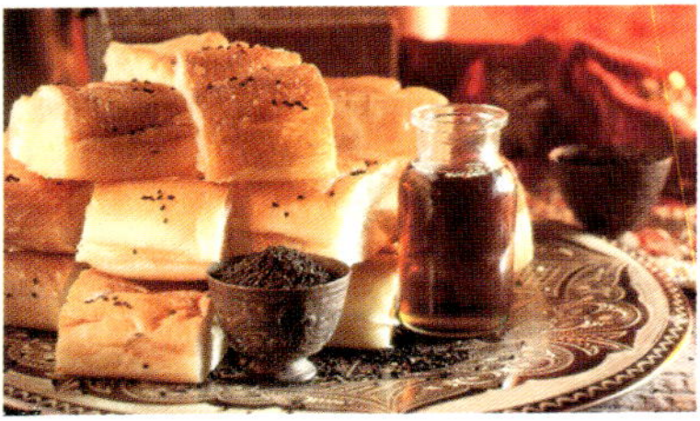

Der aus Ägypten stammende Schwarzkümmel ist eines der ältesten und bewährtesten Hausmittel überhaupt.

Die ältesten Heilmittel

Ständig sprechen Ärzte und andere Gesundheitsexperten von Risikofaktoren. Fast täglich werden wir durch Lebensmittelskandale verunsichert. In den wenigen Jahrzehnten gedankenlosen Umgangs mit unserer Nahrung aber hat sich nicht geändert, was seit Jahrhunderten gilt: dass unsere Lebensmittel auch Heilmittel sein können (und sein müssen), dass wir alle Substanzen für den Aufbau und die Erneuerung unserer Zellen aus der Nahrung bekommen.
Richtig ausgewählt und zusammengestellt, enthalten unsere Lebensmittel Unmengen an Schutzstoffen. Mit der Entdeckung der sekundären Pflanzenstoffe ist diese Funktion glücklicherweise immer mehr in den Mittelpunkt gerückt.

Das Zauberwort »Antioxidation«

Auch bei ganz normalen und lebenswichtigen Stoffwechselvorgängen entstehen so genannte freie Radikale, d. h. chemisch instabile Atome oder Moleküle. Sie sind bestrebt, sich zu einem stabilen Atom oder Molekül zu vervollständigen. Dazu rauben sie anderen Verbindungen das, was ihnen selbst fehlt – nämlich ein Elektron. Durch zusätzlich störende Einflüsse wie Strahlenbelastung, Ozon, Umweltgifte oder Zigarettenrauch entstehen freie Radikale in einer für den Organismus schädlichen Menge.
Auch sind die freien Radikale manchmal so aggressiv, dass sie Elektronen aus anderen Verbindungen regelrecht heraussprengen und dabei die Zellen schädigen oder gar zerstören.
Die geschädigten Zellen können ihre Aufgaben nicht mehr erfüllen, und langfristig kann es zu chronischen Krankheiten kommen, zu Stoffwechselstörungen, arteriosklerotischen Veränderungen, vorzeitigem Altern oder sogar zu Krebs.

Die Pflanze schützt sich selbst und uns

Auch Pflanzen sind Angriffen ausgesetzt (z. B. durch übermäßige Sonneneinstrahlung, Luftschadstoffe, Pilzgifte oder schädliche Bodenorganismen) und versuchen, sich vor vorzeitiger Verderbnis zu schützen. Schutzstoffe bilden sie speziell dort, wo ein intensiver Kontakt zur Umwelt besteht, also in den Blättern, den Schalen der Früchte, den Randschichten von Wurzeln und Knollen. Und genau diese

Stoffe, mit denen die Pflanzen sich selbst schützen, sind auch für unsere Gesundheit von größtem Wert. Denn auch uns können sie vor den Angriffen durch freie Radikale schützen.
Die bioaktiven Stoffe werden erst allmählich von der Forschung entdeckt, so dass derzeit nur wenige konkrete Zahlen vorliegen. Doch allein die Entdeckung ihrer Schutzfunktion ist schon eine kleine Revolution.

Vitamine und Spurenelemente

Den zerstörerischen Vorgang in den Zellen nennt man Oxidation; die Stoffe, die diesem Prozess gegensteuern, heißen deshalb Antioxidanzien.

- Um die freien Radikale, die beim gewöhnlichen Stoffwechsel entstehen, zu neutralisieren, sind drei Enzyme erforderlich: Superoxiddismutase (zu deren Herstellung benötigt der Körper die Spurenelemente Kupfer, Zink und Mangan), Katalase (hierfür benötigt der Körper Eisen) und Glutathionperoxidase (hierfür benötigt der Körper Selen).
- Um die durch äußere Einflüsse zusätzlich entstehenden Radikale einzufangen, müssen auch von außen schützende Stoffe zugeführt werden. Wirksame Radikalefänger und Antioxidanzien sind die Vitamine C, E und A (sowie dessen Vorstufe Beta-Karotin bzw. Provitamin A). Außerdem benötigt man die Spurenelemente Selen, Zink, Mangan, Eisen und Kupfer, die selbst antioxidative Eigenschaften besitzen oder Bestandteil von schützenden Enzymen sind.

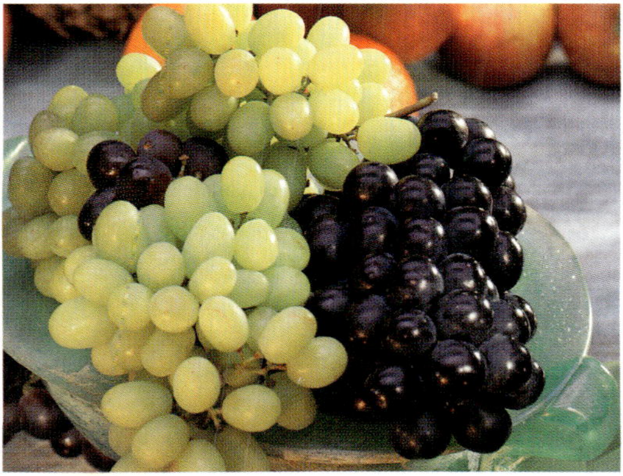

Weintrauben sind reich an heilenden Bioaktivstoffen und helfen besonders bei Verstopfung und Wassereinlagerung.

Bioaktive »sekundäre« Pflanzenstoffe

Da diese Stoffe keinen Nährwert haben, wurden sie »antinutritive Substanzen« oder – abwertend – »sekundäre Pflanzenstoffe« genannt. Ballaststoffe galten als nutzloser Ballast oder bestenfalls als Quellmasse für den Darm. Dabei haben sie alle, in niedriger Dosis, so wie sie in der natürlichen Nahrung enthalten sind, wertvolle zellschützende Eigenschaften, die ebenso wichtig sind wie z. B. die der Vitamine. Die Pflanzenstoffe sind weitgehend unerforscht, und unsere einzige Möglichkeit, sie in ausreichender Menge zu uns zu nehmen, ist eine vielseitige Kost.

Insgesamt gibt es mehrere Tausend bioaktive Pflanzenstoffe. Nach heutigem Kenntnisstand zählen zu den wichtigsten:

- Flavonoide, in den Randschichten und Pflanzenblättern enthalten, u. a. in Blattsalaten, grünem Tee, ungeschältem Obst und Gemüse sowie in Rotwein
- Saponine, in Weizen, Hülsenfrüchten, Knoblauch, Zwiebeln
- Sulfide, vor allem in Zwiebeln und Knoblauch
- Ellagsäure, vor allem in Beeren und Nüssen
- Glukosinolate, vor allem in Kreuzblütlern wie z. B. Meerrettich, Kohl, Kresse, Senfsprossen
- Querzetin, in Zwiebeln, Grünkohl, grünen Bohnen, Äpfeln, Kirschen, Brokkoli, Rotwein
- Protease-Inhibitoren, in Vollkorn, Nüssen, Samen, Hülsenfrüchten und Kartoffeln
- Phytinsäure, in den Randschichten von Getreide sowie in Nüssen, Samen und Hülsenfrüchten
- Pektin, ein löslicher Ballaststoff in Äpfeln, Heidelbeeren, Grapefruits, Schwarzen Johannisbeeren, Bananen und Quitten

Neuentdeckungen

In den USA ist es üblich, auch pflanzliche Inhaltsstoffe in Form von Tabletten auf den Markt zu bringen. Das hat den Vorteil, dass man genau dosieren und wissenschaftlich messen kann. Der Preis für diese Präparate ist jedoch oft unverschämt hoch, und die Kosten werden von den Krankenkassen nicht übernommen. Wenn Sie also rein vorbeugend in Ihre Gesundheit »investieren« wollen, genügen meist auch die natürlichen Nahrungsmittel.

- Grapefruitpektin senkt den Cholesterinspiegel, schützt die Arterien und kann einem Infarkt vorbeugen.
- Ginkgoextrakt ist besonders vitaminreich und hilft vor allem bei Gedächtnisschwäche.

- Johanniskraut wirkt als natürliches Antidepressivum.
- Kava-Kava wird als natürliches Beruhigungsmittel empfohlen.
- Kirschsaft hilft bei Gicht.
- Sägepalme ist ein Geheimtipp bei Prostatastörungen.

Pflanzliche und tierische Kost

Die Behauptung, Vegetarier lebten gesünder, ist nicht uneingeschränkt richtig. Wir Mitteleuropäer essen im Durchschnitt zu viel tierische Nahrung, aber der völlige Verzicht auf Fleisch und Fisch (bei Ovo-Lakto-Vegetariern) und zusätzlich auch auf Milch, Milchprodukte und Eier (bei strengen Vegetariern und Veganern) ist nicht immer sinnvoll. Bestimmte Nährstoffe (z. B. essenzielle Eiweiße oder manche B-Vitamine) können dem Körper in gut verwertbarer Form gerade durch Fleisch zugeführt werden. Man sollte den Fleischkonsum einschränken (auf etwa zwei Fleisch- oder Wurstmahlzeiten pro Woche) und vor allem auf die Qualität der Nahrung achten.

Der Verbraucher hat die Macht

Die Fleischskandale der vergangenen Monate und Jahre sind beunruhigend. Durch die kriminellen Machenschaften einiger Futtermittelhersteller ist letztendlich das, was in unserer Küche landet, nicht nur von schlechter, sondern auch von schädlicher Qualität.
Auch Menschen, die früher der Biolandwirtschaft skeptisch gegenüberstanden, entdecken jetzt deren Wert. In der gehobenen Restaurantküche und in Feinschmeckerlokalen wird Fleisch aus biologischer Landwirtschaft verwendet, weil es besser schmeckt, weniger wässrig ist und weil man damit Werbung machen kann. Wenn Sie die Möglichkeit haben, Fleisch oder Wurst direkt beim Erzeuger zu kaufen, werden Sie auch feststellen, dass es kaum teurer ist als im Supermarkt. Und da man den Fleisch- und Wurstkonsum ohnehin aus Gesundheitsgründen einschränken sollte, kann sich praktisch jeder die gute Qualität leisten.

Omega-3-Fettsäuren in Fisch

In Fisch sind bestimmte mehrfach ungesättigte Fettsäuren, darunter als wichtigste die Omega-3-Fettsäuren, enthalten. Günstig sind Meeresfische bzw. Kaltwasserfische (Lachs, Makrele, Hering, Kabeljau oder Thunfisch). Auch isolierte Fischöle (z. B. in Lebertran) sind reich an diesen Fettsäuren. Die Einnahme von

Nährstoffe und bioaktive Stoffe

In der folgenden Tabelle finden Sie eine kleine Auswahl an wichtigen Lebensmitteln.

Substanz	Chrom	Jod
Tagesbedarf eines Erwachsenen mittleren Alters	50–200 µg	200 µg
Lebensmittel (alle Angaben in µg pro 100 Gramm)	Chrom	Jod
Austern	9	58
Bierhefe, getrocknet	*	4
Garnelen	*	130
Haferflocken	13	6
Kalbsleber	bis 100	*
Linsen, getrocknet	10	*
Paranüsse	100	*
Rindfleisch	5	*
Schwarztee	110	11
Sojabohnen, getrocknet	*	6
Weizenkeime	*	*

Nährstoffe und bioaktive Stoffe

1 µg (Mikrogramm) = 0,001 mg; 1 mg (Milligramm) = 0,001 Gramm
*** = Es liegen keine Zahlen vor.**

Kupfer	Mangan	Selen	Zink
1,5–3,0 mg	2,0–5,0 mg	20–100 µg	12,0–15,0 mg

Kupfer	Mangan	Selen	Zink
2500	600	28	7000–160 000
3320	530	bis 90	8000
310	30	63	2170
530	4540	10	4060
5500	280	24	8400
715	1490	10	3730
1300	600	100	4000
56	30	*	4800
2500	73 000	5	3100
1200	2700	19	4180
950	11 400	110	12 000

Nährstoffe und bioaktive Stoffe

In der folgenden Tabelle finden Sie eine kleine Auswahl an wichtigen Lebensmitteln.

Substanz	(Pro-)Vitamin A	Vitamin C	Vitamin E
Tagesbedarf eines Erwachsenen mittleren Alters	0,8–1,0 mg	75,0 mg	12,0 mg
Lebensmittel (Angaben pro 100 Gramm)	(Pro-)Vitamin A	Vitamin C	Vitamin E
Acerolabeeren	*	1360,00 mg	0,20 mg
Feldsalat	3783,00 µg	34,00 mg	0,60 mg
Grünkohl	2637,00 µg	54,00 mg	0,90 mg
Guaven	195,00 µg	245,00 mg	0,40 mg
Haselnüsse	*	3,00 mg	26,20 mg
Hühnerei	240,00 µg	*	1,80 mg
Leberwurst	bis 8,30 mg	*	0,30 mg
Makrele	100,00 µg	*	1,60 mg
Möhren, roh	1,70 mg	7,00 mg	0,40 mg
Petersilie	3,20 mg	99,00 mg	2,20 mg
Thunfisch	450,00 µg	*	*

Nährstoffe und bioaktive Stoffe

1 µg (Mikrogramm) = 0,001 mg; 1 mg (Milligramm) = 0,001 Gramm
*** = Es liegen keine Zahlen vor.**

Niazin (Vitamin B3)	Pyridoxin (Vitamin B6)	Folsäure (Vitamin B9)	Kobalamin (Vitamin B12)
15,0 – 18,0 mg	1,6 – 1,8 mg	300 µg	3 µg

Niazin (Vitamin B3)	Pyridoxin (Vitamin B6)	Folsäure (Vitamin B9)	Kobalamin (Vitamin B12)
0,30 mg	0,01 mg	5,00 µg	*
0,40 mg	0,24 mg	140,00 µg	*
1,10 mg	0,13 mg	95,00 µg	*
1,00 mg	0,13 mg	27,00 µg	*
1,40 mg	0,45 mg	30,00 µg	*
0,10 mg	0,07 mg	59,00 µg	1,70 µg
4,90 mg	0,49 mg	24,00 µg	11,00 µg
7,70 mg	0,63 mg	1,24 µg	9,00 µg
0,50 mg	0,22 mg	45,00 µg	*
0,80 mg	0,12 mg	90,00 µg	*
8,50 mg	0,46 mg	15,00 µg	4,25 µg

Abwehrschwäche

Was versteht man darunter?

Das Immunsystem ist eine Art Lebensversicherung für den menschlichen Körper, weil es vor Krankheitserregern, schädlichen Strahlen und Umweltgiften schützt. Eine einfache Abwehrschwäche erkennt man daran, dass Infektionen (Erkältung, Grippe, Pilzerkrankung) wiederholt auftreten oder nur schwer ausheilen. Gleichzeitig kommt es zu Müdigkeit und chronischer Erschöpfung. Dies hat sowohl körperliche (Fehlernährung, Bewegungsmangel) als auch seelische Ursachen (Dauerstress).

Heilende Lebensmittel

Zellschützend und abwehrstärkend wirken insbesondere die Antioxidanzien Vitamin C, E und A sowie Zink, Magnesium und Saponine. Eine gesunde Darmflora ist Voraussetzung für ein gesundes Immunsystem.

- **Vitamin-C-Lieferanten:** Orangen und andere Zitrusfrüchte, Kiwis und rohe grüne Paprika. Besonders wertvoll als Brotaufstrich ist Hagebuttenmark.
- **Hülsenfrüchte:** Erbsen, Linsen und Sojabohnen liefern Mineralstoffe und Spurenelemente.
- **Knoblauch:** Er enthält die keimtötenden Substanzen Allizin und Garlizin und wirkt als natürliches Antibiotikum; auch in Rettichsaft ist eine antibiotische Substanz enthalten. Durch ihren hohen Gehalt an Schwefel und Senfölen sind Zwiebeln ebenfalls wichtig für das Immunsystem.
- **Nüsse und Samen:** Wer knabbern möchte, sollte zu Nüssen (in Maßen), Kürbiskernen oder Sonnenblumenkernen greifen; sie sind reich an Vitamin E und B sowie an Magnesium.
- **Milchsäure:** Sie unterstützt die »guten« Keime im Darm und entzieht schädlichen Keimen den Nährboden. Sehr bekömmlich sind das milchsaure Teegetränk Kombucha, probiotische Joghurts oder milchsauer vergorene Säfte sowie Gemüsesäfte.
- **Exoten:** Die asiatischen Shiitakepilze und der orientalische Schwarzkümmel sind nicht nur eine Delikatesse, sie haben auch in wissenschaftlichen Untersuchungen ihre abwehrstabilisierende Wirkung bewiesen.

Tipp

Treiben Sie regelmäßig Ausdauersport, und verzichten Sie auf Alkohol und Zigaretten. Auch das Pflanzenpräparat Echinacin hilft bei Abwehrschwäche.

Heilende Nahrung bei Abwehrschwäche	
1. Frühstück (1 Portion)	1 Glas Kombucha trinken oder 1 Becher probiotischen Joghurt (natur) essen.
2. Frühstück (1 Portion)	1 Orange und 1 Kiwi schälen und zerkleinern, 3 klein gehackte Haselnüsse untermischen. Je nach Geschmack 1 Esslöffel Getreideflocken oder geschrotetes und über Nacht eingeweichtes Vollkorngetreide dazugeben. Etwas Joghurt oder Sahne unterrühren.
Zinkreiche Mahlzeit (4 Portionen)	200 Gramm getrocknete Linsen mit heißem, leicht gesalzenem Wasser übergießen, so dass sie etwa 3 Finger breit bedeckt sind. 1 bis 2 Stunden bei schwacher Hitze garen. 1 fein gehackte Zwiebel in 1 Esslöffel Fett glasig dünsten und unter die gegarten Linsen rühren. 1 Esslöffel Weizenkeime und 1 Esslöffel Apfelessig untermischen, mit Kräutersalz, Pfeffer und klein gehackter Petersilie würzen. Mit Blattsalaten, Haferbrot, magerem Rindersteak und Knoblauchquark servieren.
Shiitake-feinkost (1 Portion)	100 Gramm Shiitakepilze putzen. Die Pilze unzerkleinert in einer beschichteten Pfanne mit etwas Pflanzenöl 10 Minuten erhitzen, leicht salzen, einige Esslöffel Wasser hinzufügen und nochmals 10 Minuten garen. Mit Salz, Pfeffer und etwas Weißwein abschmecken.
Schwarz-kümmeldrink	200 Milliliter Apfelessig leicht erwärmen, 1 Glas (100 Milliliter) fein gemahlene Schwarzkümmelsamen darin aufkochen, anschließend 200 Milliliter Schwarzkümmelöl unterrühren. Bei akuten Problemen 3-mal täglich 1 Teelöffel des Schwarzkümmeldrinks einnehmen, während der beschwerdefreien Zeit 1-mal täglich 1 Teelöffel.

Akne und unreine Haut

Was versteht man darunter?

Akne ist eine Hautkrankheit, bei der meist verschiedene Faktoren zusammenwirken: genetische Veranlagung, hormonelle Einflüsse, Verhornungsstörungen der Haut, eine gesteigerte Talgproduktion und die Besiedlung der Haut mit Bakterien. Infolge einer falschen Ernährung und infolge von Bewegungsmangel kann sich das Krankheitsbild erheblich verschlimmern.

Heilende Lebensmittel

Besonders wertvoll für die Gesundheit der Haut sind vor allem Vitamin A (bzw. Beta-Karotin als dessen Vorstufe), B-Vitamine, Zink und Schwefel.

- **Vitamin-A-Lieferanten:** Möhren, Brokkoli, Mangold, Spinat, rote und gelbe Paprika, Grünkohl, Honigmelonen und Aprikosen enthalten besonders viel Vitamin A.
- **Lieferanten für Vitamin B3, B5 und Biotin:** Diese Vitamine sind vor allem in Bierhefe, Weizenkleie und -keimen, Vollkorngetreide, Sojaprodukten, Nüssen, Heringen und Makrelen enthalten. Trockenfrucht-Nuss-Mischungen und reifes, säurearmes Obst sind ein hervorragender Ersatz für Süßigkeiten, und als salzige Knabbereien eignen sich am besten geröstete Sojabohnen und Knoblauchbrot.
- **Knoblauch:** Er reinigt von innen und enthält Ajoen, einen der wirksamsten entzündungshemmenden Stoffe überhaupt.
- **Zwiebeln:** Sie enthalten schwefelhaltige Stoffe, die den Stoffwechsel anregen, die Ausscheidung von Schlacken fördern und entzündlichen Prozessen entgegenwirken.
- **Zinklieferanten:** Weizenkeime, Haferflocken, Mohn, Erbsen, Linsen, Sojabohnen und andere Hülsenfrüchte, Austern, Leber und Rindfleisch.

Tipp

Auch die Gesundheit der Haut kommt aus dem Darm. Die Ernährung sollte daher vielseitig, basenreich, reich an Faserstoffen und Bioaktivstoffen sein, so dass es gar nicht erst zu Verdauungsstörungen kommt. Milchsäurehaltige Nahrung (z. B. Kombucha oder probiotischer Joghurt) sorgt für eine gesunde Darmflora. Eine kurze Fastenkur oder eine Darmsanierung kommt auch der Haut zugute. Ein altbewährtes Hausmittel bei Akne und Hautunreinheiten ist Queckenwurzeltee.

Heilende Nahrung bei Akne und unreiner Haut	
Zwiebel-Knoblauch-Suppe (4 Portionen)	1 Gemüsezwiebel sowie die Zehen von 1 Knoblauchknolle abziehen, die Zwiebel fein würfeln, und die einzelnen Knoblauchzehen in etwas Salz mit der Spitze eines Messers zerdrücken. Beides in einem Topf in 2 Esslöffeln Olivenöl unter ständigem Rühren 10 Minuten andünsten. Mit 1 Liter Gemüsebrühe aufgießen, 1 Prise Zucker hinzufügen und alles zugedeckt 15 Minuten bei schwacher Hitze kochen lassen. Währenddessen pro Person 1 Scheibe helles Vollkornbrot oder Vollkorntoastbrot in Würfel schneiden und in einer Pfanne in etwas Butter rösten. Die Suppe vom Herd nehmen, mit 200 Milliliter Milch (oder halb Milch, halb süßer Sahne) binden. Unmittelbar vor dem Verzehr die gerösteten Brotwürfel in die Suppe geben. Die Zwiebel-Knoblauch-Suppe mit frischem gehacktem Dill servieren.
Möhrengemüse (4 Portionen)	1 Kilogramm Möhren putzen und in feine Scheiben schneiden. Die Möhren in einer Pfanne mit 2 Esslöffeln Weizenkeimöl erhitzen und leicht salzen. Mit 1 Tasse Wasser (120 Milliliter) aufgießen und zugedeckt 10 Minuten garen. Mit Kräutersalz abschmecken. Das Möhrengemüse eignet sich als Beilage, aber auch für das kalte Buffet oder den Vorspeisenteller. Je nach Geschmack vor dem Servieren 1 Esslöffel Bierhefeflocken darüber streuen.
Vitamin-A-Dessert (1 Portion)	2 Möhren putzen und fein raspeln, mit 1 geraspelten Apfel, 3 reifen, klein geschnittenen Aprikosen und 1/8 klein geschnittener Honigmelone vermischen. 1 Teelöffel gehackte Haselnüsse und etwa 1 Teelöffel süße Sahne unterrühren. Das Dessert mit Sonnenblumenkernen bestreut servieren.

Asthma und Bronchitis

Was versteht man darunter?

Bronchialasthma ist eine chronische Erkrankung der Atemwege, die man keinesfalls nur durch gesunde Ernährung behandeln kann. Ein vom Arzt verordneter Medikamentenstufenplan hilft, Asthmaanfälle oder einen lebensgefährlichen Status asthmaticus zu vermeiden. Auslöser des Anfalls kann auch eine Lebensmittelallergie (z. B. gegen Milch, Nüsse oder Erdbeeren) sein.

Heilende Lebensmittel

Mit einer speziell abgestimmten Ernährung lässt sich das Bronchialsekret verflüssigen und die gestörte Funktion des Immunsystems stabilisieren.

- **Honig:** Da Honig reich an Blütenpollen ist, die über die Verdauung ins Blut gelangen, hilft er bei täglicher Zufuhr vor allem bei allergischen Bronchialleiden.
- **Schwarzkümmel:** Das orientalische Gewürz wirkt bei allergischem Asthma lindernd.
- **Scharfe Gewürze:** Chilipfeffer, Peperoni und Meerrettich verdünnen das Lungensekret, was das Abhusten erleichtert und Atembeschwerden lindert. In der asiatischen Medizin haben sich vor allem Paprika, schwarzer Pfeffer, Senf, Knoblauch und Gelbwurz (Kurkuma) bewährt.
- **Thymian:** Neben dem Thymian zählen vor allem Eibisch, Isländisch Moos und Huflattich, Spitzwegerich (schleimhaltig bzw. schleimbildend), Sonnentau, Efeu, Pestwurz (krampflösend), Brechwurz, Primelwurzel, Haselwurz und Süßholzwurzel (Auswurf fördernd) zu den wichtigsten heimischen Heilkräutern für die Lunge.
- **Omega-3-Fettsäuren:** In Fischölen enthalten, lindern sie auch Bronchialbeschwerden. Das gesunde Fischöl muss man aber nicht für teures Geld kaufen; es ist in Kaltwasserfischen (z. B. in Heringen und Makrelen) reichlich enthalten.
- **Theophyllin:** Der bronchienerweiternde Wirkstoff – in geringen Mengen auch in schwarzem und grünem Tee enthalten – wird auch gegen Asthmaanfälle verabreicht.

Tipp

Auch Konservierungs- und Lebensmittelzusatzstoffe sowie künstliche Farbstoffe (erkennbar an den E-Nummern) können Allergien auslösen. Obst, ob frisch, getrocknet oder gekocht, sollte unbedingt frei von Sulfiten sein.

Heilende Nahrung bei Asthma und Bronchitis	
Frühstücksdrink (1 Portion)	4 Teelöffel grüne Teeblätter mit 1/2 Liter Wasser übergießen und 5 Minuten ziehen lassen. Dann abseihen und 2 Teelöffel Honig einrühren.
Schwarzkümmelsirup	1 Knoblauchzehe abziehen und mit der Spitze eines Messers zerdrücken. Im heißen Wasserbad mit 2 Esslöffeln Honig und 1 Teelöffel fein gemahlenen Schwarzkümmelsamen mischen. Täglich 1 Teelöffel einnehmen.
Scharfe Suppe (4 Portionen)	250 Gramm getrocknete schwarze Bohnen zugedeckt 6 Stunden in 1 1/4 Liter Gemüsebrühe einweichen. 2 frische grüne Pfefferschoten mit Wasser abspülen, längs halbieren, in Streifen schneiden und mit Kernen zu den eingeweichten Bohnen geben. 1-mal aufkochen und zugedeckt bei schwacher Hitze 1 1/2 Stunden weich garen. Inzwischen 1 grüne Paprikaschote und 1 Tomate klein schneiden, 1 große Zwiebel und 1 Knoblauchzehe fein hacken und in 1 Esslöffel Pflanzenöl unter ständigem Rühren 5 Minuten braten. Salzen und in die gegarte Suppe rühren.
Meerrettichgemüse (4 Portionen)	2 Weizenbrötchen in dünne Scheiben schneiden und in 1/8 Liter heißer Milch einweichen. 1 große Stange Meerrettich putzen, waschen, fein reiben und mit 2 Esslöffeln Zitronensaft beträufeln. 1 Apfel fein reiben und mit dem Meerrettich mischen. 30 Gramm Butter erhitzen, 1 Esslöffel Mehl und die eingeweichten Brötchen zugeben und 1 Minute schmoren. Mit 1/8 Liter Gemühebrühe aufgießen, aufkochen, dann die Meerrettich-Apfel-Mischung einrühren und 5 Minuten garen. Mit Salz und Petersilie abschmecken, mit 2 Esslöffeln süßer Sahne mildern. Passt zu Kartoffeln.

Augenbeschwerden

Was versteht man darunter?

Augenbeschwerden treten als Augenbrennen, Augenflimmern, trockene Augen oder Bindehautentzündung auf. Eine erhöhte Ozonbelastung, allergische Reaktionen, trockene Heizungsluft oder stundenlange Bildschirmarbeit schädigen die Augen und beeinträchtigen die Sehfähigkeit.

Heilende Lebensmittel

Eine zentrale Rolle für die Gesundheit der Augen spielt Vitamin A, denn es ist für den Sehpurpur unentbehrlich. Auch die so genannte Nachtblindheit kann durch Vitamin-A-Mangel verursacht sein. Vitamin A wird mit der Nahrung in Form seiner chemischen Vorstufe (als Provitamin) zugeführt. Eine dieser Vorstufen ist das Beta-Karotin.

- **Beta-Karotin- / Vitamin-A-Lieferanten:** Möhren und andere gelbe oder orangefarbene Obst- und Gemüsesorten wie beispielsweise gelbe Paprika, Kürbisse, Aprikosen, Mangos oder Honigmelonen sind wichtige Vitamin-A-Lieferanten. Auch dunkelgrünes Blattgemüse wie z. B. Spinat, Feldsalat und Mangold sowie Brokkoli und Grünkohl sind reich an Beta-Karotin. Leber enthält ebenfalls viel Vitamin A; da sie aber auch beim Tier das zentrale Entgiftungsorgan ist, sollte man wegen der hohen Schadstoffbelastung den Verzehr möglichst einschränken.
- **Lutein und Zeaxanthin:** Die beiden dem Beta-Karotin verwandten Stoffe kommen speziell in grünem Gemüse vor; sie lagern sich in der Netzhaut an und filtern bestimmte schädigende Strahlen des Lichtspektrums aus.
- **Vitamin C:** Zitrusfrüchte und Kiwis sollten regelmäßig auf dem Speiseplan stehen.
- **Zink und Kupfer:** Als Enzymspender spielen diese Mineralstoffe, die vor allem in Hülsenfrüchten, Rindfleisch, Austern, Hafer, Zwiebeln, Kartoffeln, Artischocken, Spargel, Kohl und Spinat enthalten sind, eine besondere Rolle. Eine vielseitige und vitalstoffreiche Kost ist buchstäblich an den Augen ablesbar.

Tipp

Oft sind Augenbeschwerden das erste und zuweilen auch einzige Symptom eines unerkannten Bluthochdrucks. Lassen Sie sich rechtzeitig behandeln!
Diabetiker sollten auch ihren Augen zuliebe auf einen gut eingestellten Blutzucker achten.

Heilende Nahrung bei Augenbeschwerden	
Feldsalat mit Möhren (1 Portion)	50 Gramm Feldsalat verlesen, waschen und trockenschwenken. 2 kleine Möhren und 1 Apfel raspeln und mit etwas Zitronensaft beträufeln. Den Feldsalat mit 1 Prise Salz, 1 Teelöffel Apfel- oder Balsamicoessig und 1 Esslöffel Pflanzenöl anmachen, die Apfel-Möhren-Mischung darauf verteilen. Mit je 1 Teelöffel süßer Sahne und gerösteten Sonnenblumenkernen garnieren.
Mangold mit Walnüssen (2 Portionen)	600 Gramm Mangold putzen, waschen, in die dunkleren Blätter und die helleren Stiele trennen. Beides grob hacken. Die Stiele 5 Minuten blanchieren, die Blätter zugeben und alles zusammen weitere 5 Minuten blanchieren. 3 Schalotten abziehen und fein würfeln. 1 Esslöffel Olivenöl erhitzen, die Schalotten darin andünsten, 3 Esslöffel gehackte Walnüsse und 2 Esslöffel Rosinen zugeben. Den abgeseihten Mangold untermengen. Mit Salz und Pfeffer abschmecken, 1 Esslöffel Sahne unterrühren. Passt zu Pellkartoffeln und Fisch. Statt Mangold können Sie auch frischen Spinat verwenden. Beides sollten Sie wegen des dann erhöhten Nitratgehalts aber nicht mehr aufwärmen.
Augenschmausdessert (4 Portionen)	1 Honigmelone entkernen und aus ca. 1/3 des Fruchtfleischs kleine Kugeln stechen. Das übrige Fruchtfleisch mit 50 Milliliter halbtrockenem Weißwein, 1 Esslöffel Orangensaft und 1 Esslöffel Zitronensaft pürieren. 400 Gramm Aprikosen ebenfalls pürieren. Die Pürees getrennt in Dessertgläser geben und mit einem Löffel kreisend ineinander ziehen. Mit den Melonenkugeln, einigen Mangoscheiben, einem Sahnehäubchen und gehackten Pistazien garnieren.

Bindegewebsschwäche

Was versteht man darunter?

Bindegewebsschwäche beruht oft auf erblicher Veranlagung. Aus Bindegewebe (Kollagenfasern) bestehen z. B. bestimmte Schichten der Gefäßwände und der Haut oder das Haltesystem des Beckenbodens. Bei Bindegewebsschwäche neigt man daher zu Leistenbrüchen, Hämorrhoidalleiden, Beckenbodenschwäche, Bandscheibenbeschwerden, Krampfadern und Zellulite.

Heilende Lebensmittel

Man kann der Bindegewebsschwäche mit Nahrung nur vorbeugen, nicht aber bestehende Probleme rückgängig machen. Unentbehrliche Bioaktivstoffe sind Kieselsäure (Silizium), Prolin und Glyzin sowie Vitamin B6.

- **Siliziumlieferanten:** Zu den Pflanzen, die Kieselsäure gut binden und speichern, zählen Äpfel, Kartoffeln, Hafer, Naturreis, Gerste, Hirse und Buchweizen, Petersilie und grüne Bohnen.
- **Getränke:** Auch Mineralwasser ist reich an Silizium. Einen festen Platz sollten auch Tees aus Vogelknöterich, Lungenkraut, Ackerschachtelhalm, grünem Hafer und Buchweizenkraut haben.
- **Prolin und Glyzin:** Die beiden Aminosäuren, u. a. in Sojabohnen und anderen Sojaprodukten, Erbsen, Bohnen, Fisch und Fleisch enthalten, sind sehr wichtig für das Bindegewebe.
- **Obst:** Vor allem sollte man Trauben, frische Ananas, Äpfel und alle Vitamin-C-reichen Sorten (Zitrusfrüchte, Kiwis, saure Beeren) essen; sie steigern die Produktion von Kollagen.
- **Vitamin-B6-Lieferanten:** Nüsse und Samen, Sojabohnen, Avocados, Bananen, Sultaninen, Mangos, Feldsalat, Spinat, Thunfisch, Sardinen und Sardellen, Makrelen und Heringe.
- **Ballaststoffe:** Die Ballaststoffe in Kleie, Vollkornprodukten, Gemüse und Hülsenfrüchten sorgen für eine intakte Verdauung.

Tipp

Durch gezieltes Bauchmuskel- und Venentraining, Beckenbodengymnastik und Trockenbürstenmassagen kann man einer erblich bedingten Bindegewebsschwäche entgegenwirken. Körperliche Bewegung kräftigt die Muskulatur, steigert die Durchblutung und damit die Nährstoffversorgung des Gewebes. Günstig sind auch Wechselbäder und Kneippbehandlungen (mit Kälteanwendung abschließen).

Heilende Nahrung bei Bindegewebsschwäche	
Vitaminkost (1 Portion)	1 ungeschälten, unbehandelten Apfel raspeln, 1 Banane mit der Gabel zerdrücken und über beides den Saft von 1 Zitrone träufeln. 1 Kiwi schälen, das Fruchtfleisch vierteln und in feine Scheiben schneiden. 1 Orange schälen und die Spalten in kleine Würfel schneiden. 1 Esslöffel Hafer- oder Gerstenflocken und 1 Esslöffel Sahne untermischen.
Grapefruittag	Machen Sie etwa alle 4 Wochen einen Grapefruittag, an dem Sie über den Tag verteilt nur 6 reife Grapefruits essen. Dazu Grapefruitsaft und andere Vitamin-C-reiche Fruchtsäfte (Orange, Schwarze Johannisbeere), Wasser und mindestens 2 Liter kieselsäurereichen Tee trinken. (Vorsicht, kein Grapefruittag, auch keine anderen Fastentage bei Diabetes mellitus!)
Tofu-Kartoffel-Tortilla (6 Stück)	1 Zwiebel und 1 Knoblauchzehe abziehen und klein würfeln. 1 grüne und 1 rote Paprikaschote putzen, klein schneiden und mit den Zwiebel-Knoblauch-Würfeln in eine Schüssel geben. Je 100 Gramm Mais und geriebenen Hartkäse sowie 1 Teelöffel Kurkuma zugeben. Alles gut miteinander vermengen. 1 Kilogramm rohe Kartoffeln schälen und grob raffeln. 300 Gramm Tofu mit der Gabel zerdrücken, mit 1 Liter heißem Wasser übergießen und mit 1 Teelöffel Salz und 1 Prise frisch gemahlenem schwarzen Pfeffer mischen. In einer Pfanne etwa 4 Esslöffel Olivenöl erhitzen, 3 runde Portionen der Tofumasse hineingeben und glatt streichen. Die Gemüsemischung darauf verteilen und leicht andrücken. Die Tortillas von beiden Seiten jeweils etwa 8 Minuten braten.

Blähungen

Was versteht man darunter?

Lufteinschlüsse im Darm sind die Folge eines unvollständigen Verdauungsprozesses, hervorgerufen vor allem durch hektisches Essen und Luftschlucken, Fehlernährung und zu langes Verweilen des Nahrungsbreis im Darm, was Gärungs- oder Fäulnisprozesse zur Folge hat. Blähungen können aber auch durch Nahrungsmittel (Milch, Kohl), nervliche Belastung oder durch die Einnahme von Antibiotika entstehen.

Heilende Lebensmittel

- **Milchsäure:** Joghurt mit lebenden Bakterienkulturen (z. B. Laktobazillus-azidophilus-Bakterien) und Oligofruktose sowie das Milchsäuregetränk Kombucha fördern den Aufbau einer gesunden Darmflora.
- **Gemüse:** Zu den wirksamsten entblähenden Gemüsesorten zählt der Knollenfenchel. Gut verträglich sind auch Pellkartoffeln und Möhren.

Ob eine Speise bekömmlich ist oder nicht, hängt außerdem von der Zubereitungsart ab. Günstig ist das Blanchieren von Gemüse oder das Garen im Wok. Servieren Sie zur Hauptmahlzeit jeweils Blattsalat, angemacht mit etwas Apfelessig.

- **Kräuter und Gewürze:** Basilikum, Petersilie, Majoran, Bohnenkraut, Thymian, Salbei und Knoblauch mit Olivenöl fördern die Sekretion der Verdauungssäfte und machen die Speisen besser verdaulich. Echte Klassiker sind Anis und Fenchel (auch für Kinder), Kümmel und Koriander (als Küchenwürze oder als Tee).
- **Obst:** Rohes Obst sollte man nur essen, wenn es süß und reif ist. Steinobst (z. B. Pfirsiche und Pflaumen) wirken oft blähend; sehr zu empfehlen sind dagegen Äpfel, Bananen, Kiwis, Melonen, süße Beeren und Trauben.
- **Dinkel:** Diese Getreidesorte ist besonders bekömmlich bei Blähungen. Mit dunklem Vollkornbrot sollte man eher vorsichtig sein; frisch gebackenes Brot ist generell schwer verdaulich.

Tipp

Trinken Sie vor jeder Mahlzeit schluckweise ein Glas Heilerde. Zum Essen können Sie ruhig etwas Wein trinken, keinesfalls aber kohlensäurehaltige Getränke wie Mineralwasser, Limonade, Colagetränke oder Weizenbier). Möglicherweise verschafft Trennkost (eine Ernährungsform, bei der Kohlenhydrate und Eiweiß getrennt zugeführt werden) dauerhaft Linderung.

Heilende Nahrung bei Blähungen	
Frühstück (1 Portion)	2 Scheiben Dinkelbrot (vom Vortag) oder helles Vollkorntoastbrot dünn mit Margarine und Honig bestreichen. Dazu 1 Apfel, in feine Spalten geschnitten, servieren.
Dinkel-Käse-Gebäck	150 Gramm Hartkäse (halb Appenzeller, halb Emmentaler) fein reiben. 50 Gramm Grünkern und 100 Gramm Dinkel (beides fein gemahlen) sowie 1 Teelöffel Salz, etwas Pfeffer, Paprika, 1 Prise geriebene Muskatnuss und 1 Teelöffel gemahlenen Kümmel mit dem Käse vermischen. Mit 5 Esslöffeln saurer Sahne und 100 Gramm weicher Margarine oder Butter gründlich zu einem weichen Teig kneten. Im Kühlschrank 2 Stunden ruhen lassen, dann 1/2 Zentimeter dick ausrollen, Plätzchen ausstechen oder Streifen schneiden. Auf ein gefettetes Backblech legen, mit verquirltem Eigelb bestreichen, mit Kümmel bestreuen. Bei 220 °C 20 bis 25 Minuten backen.
Italienisches Fenchelgemüse (4 Portionen)	4 Fenchelknollen putzen, waschen und quer zur Faser in Scheiben schneiden. Das junge Grün klein schneiden und mit den Knollen in kochendem Salzwasser 5 Minuten garen. Aus 2 Esslöffeln Butter und 2 Esslöffeln Mehl eine helle Mehlschwitze bereiten und mit 1 Liter Gemüsebrühe aufgießen. Mit Pfeffer und Muskat abschmecken. Das Fenchelgemüse zugeben und noch einmal aufkochen, dann 2 Esslöffel Sahne unterziehen und servieren.
Kümmelkartoffeln (2 Portionen)	500 Gramm rohe Kartoffeln schälen, vierteln und in Salzwasser oder im Kartoffeldämpfer zusammen mit 2 Esslöffeln Kümmel garen. Passt zu Gemüsegerichten und Salat.

Blutarmut (Anämie)

Was versteht man darunter?

Typische anämische Beschwerden sind Schwindel, Müdigkeit, Blässe, Kopfschmerzen, Appetitlosigkeit sowie kalte Hände und Füße. Der Mangel an roten Blutzellen bzw. an dem roten Blutfarbstoff Hämoglobin wird z. B. durch Blutverluste (auch bei starker Monatsblutung) und die verminderte Neuproduktion von Blutzellen verursacht (u. a. eine Folge von Folsäure-, Eisen- oder Vitamin-B12-Mangel). Häufigste Form ist die Eisenmangelanämie – sie lässt sich durch eine entsprechende Ernährung bessern. Bei Vitamin-B12-Mangel dagegen fehlt ein bestimmtes Magenenzym, so dass das Vitamin nicht verwertet werden kann, auch wenn es in ausreichender Menge zugeführt wird. Die Ursache muss in jedem Fall vom Arzt abgeklärt werden.

Heilende Lebensmittel

- **Eisen:** Tierische Nahrung (Innereien, Fleisch, Geflügel und Fisch) enthält mehr Eisen als Pflanzenkost. Wer den Fleischkonsum einschränken will, sollte viel Mangold, Grünkohl, Spinat und anderes grünes Blattgemüse essen. Reich an Eisen sind außerdem Bierhefe, Weizenkeime, Sesam, Mohn, Leinsamen, Sojaprodukte, dicke Bohnen, Linsen, Petersilie und Schnittlauch, Hafer- und Hirseflocken, Kakaopulver, getrocknete Aprikosen und Feigen.
- **Vitamin C:** Da Vitamin C die Verwertbarkeit von Eisen fördert, sollte es bei keiner eisenhaltigen Mahlzeit fehlen. Trinken Sie Grapefruit- und Orangensaft, essen Sie Paprikasalat oder Kiwis und Zitrusfrüchte zum Nachtisch. Eine besonders günstige Mischung aus Eisen und Vitamin C haben Petersilie, Schnittlauch, grünes Blattgemüse, Himbeersaft und Schwarze Johannisbeeren.

Trinken Sie keinen Schwarztee zum Essen; er enthält Tannin, das die Eisenaufnahme behindert. Ähnlich blockierend wirkt die Phytinsäure in nicht eingeweichtem Vollkorngetreide.

Tipp

Vegetarier sollten auf eine ausreichende Vitamin-B12-Zufuhr aus Milchprodukten und Eiern achten, um einem ernährungsbedingten Mangel vorzubeugen. Für Folsäuremangel sind vor allem schwangere Frauen anfällig; sie sollten Ergänzungspräparate einnehmen.

Heilende Nahrung bei Blutarmut	
Spezialfrühstück (Vorratsmenge)	Je 4 Esslöffel Hafer- und Hirseflocken mit je 1 Esslöffel Weizenkeimen und Leinsamen und je 2 Esslöffeln zerkleinerten getrockneten Aprikosen und Feigen mischen. Die gewünschte Menge mindestens 3 Stunden (am besten über Nacht) in Wasser einweichen. Kurz vor dem Verzehr klein geschnittene frische Kiwis, Orangenspalten oder Schwarze Johannisbeeren untermischen und mit etwas süßer Sahne binden.
Gratinierter Mangold (4 Portionen)	1 Kilogramm Mangold putzen und waschen, in einem großen Topf 5 Minuten blanchieren. Abtropfen lassen und fein hacken. 1 fein gehackte Zwiebel in 50 Gramm Fett (halb Butter, halb Sonnenblumenöl) dünsten, mit 2 Esslöffeln Mehl bestäuben und mit 1/4 Liter Milch binden. Mangold zugeben, alles zusammen 10 Minuten garen. In eine Auflaufform geben, mit 100 Gramm geriebenem Hartkäse bestreuen und bei 180 °C 10 Minuten backen. Passt zu Pellkartoffeln mit reichlich Petersilie, dazu Hähnchen, heller Fisch oder Lachs. Variante: Statt Mangold verwenden Sie Grünkohl oder Spinat.
Linsengericht (4 Portionen)	250 Gramm getrocknete Linsen 3 Finger breit mit schwach gesalzenem Wasser bedecken und ca. 1 bis 2 Stunden bei schwacher Hitze garen. 1 fein gehackte Zwiebel in 1 Esslöffel Fett glasig dünsten und unter die gegarten Linsen rühren. Jeweils 1 Esslöffel Weizenkeime, Bierhefeflocken und Apfelessig untermischen, mit Kräutersalz, Pfeffer und 5 Esslöffeln gehackter Petersilie würzen. Mit Blattsalaten, Rindersteak und Schnittlauchquark servieren.

Bluthochdruck (Hypertonie)

Was versteht man darunter?

Von leichtem Bluthochdruck spricht man bei einem Wert bis 160/95 mmHg, bei Werten darüber liegt schwerer (und behandlungsbedürftiger) Bluthochdruck vor.
Arteriosklerotische Gefäßveränderungen sind sowohl Ursache als auch Folge der Hypertonie. Man sollte die Krankheit sehr ernst nehmen, da langfristig ein erhöhtes Infarktrisiko besteht.

Heilende Lebensmittel

- **Grüner Tee:** Der Tee enthält viele Bioaktivstoffe (vor allem Flavonoide und Epigallocatechingallat, kurz EGCG), die den Blutdruck senken.
- **Knoblauch:** Täglich etwa zwei Zehen wirken blutdruck- und cholesterinsenkend und liefern wichtige Schutzstoffe für die strapazierten Arterienwände.
- **Kalium:** Pellkartoffeln, Möhren, Bohnen, Aprikosen, Bananen, Kakifrüchte und Äpfel sind wertvolle Basisnahrung.
- **Asiatische Küche:** Algen, Reis, Sojasprossen, schwarze Chinamorchelpilze (Mu-err), Shiitakepilze und Sajor-caju-Pilze, immer kombiniert mit faserstoffreichem Gemüse (Chinakohl) bieten wertvolle Antioxidanzien und blutdrucksenkende Stoffe.
- **Mittelmeerküche:** Knoblauch und Olivenöl, Zwiebeln, Salate und buntes Gemüse, Rotwein in Maßen, Seefische (z. B. Heringe, Makrelen, Seelachs oder Scholle), wenig mageres Fleisch und Hülsenfrüchte (Linsen, Bohnen, Sojabohnen und Tofu) sind gesunde Schlemmereien. Französisches Paradox nennt man das Phänomen, dass Hochdruck- und Gefäßkrankheiten in den mediterranen Ländern sehr viel seltener vorkommen, obwohl auch dort tierisches Eiweiß und fette Kost gegessen wird.
- **Vitamin C:** Zum Schutz der Gefäße sollte man regelmäßig Vitamin C zu sich nehmen.

Übergewichtige sollten versuchen, durch eine vitalstoffreiche Ernährung, viel Salat und frisches Obst – nicht aber durch einseitige Hungerkuren – ihr Gewicht zu reduzieren.

Tipp

Ein weiteres unentbehrliches Mittel gegen Bluthochdruck ist körperliche Bewegung, am besten (nach Rücksprache mit dem Arzt) Ausdauersportarten wie Joggen oder Radfahren.

Heilende Nahrung bei Bluthochdruck	
Teefrühstück (1 Portion)	2 Esslöffel grüne Teeblätter mit 1/4 Liter heißem Wasser aufgießen und 5 Minuten ziehen lassen. Frisch gepressten Zitronensaft oder naturreinen Apfelsaft dazugeben. 1 Banane mit der Gabel zerdrücken, mit 1 Esslöffel feinen Vollkornhaferflocken und 1 Becher Naturjoghurt verrühren.
Kombualgen (2 Portionen)	4 Streifen Kombualgen 3 bis 5 Minuten in warmem Wasser einweichen. Die Algen im Schnellkochtopf ca. 7 Minuten kochen, abgießen und abschrecken. 150 Gramm Chinamorcheln putzen und in 2 Esslöffeln Sesamöl unter ständigem Rühren anbraten. Kombu in Stücke schneiden und dazugeben, mit Sojasauce abschmecken und beides zugedeckt garen. Bei Bedarf etwas Wasser zugeben, mit Ingwer würzen. Passt zu Reis, gedünsteten Möhren, Brokkoli und Chinakohl.
Tofubratlinge (4 Portionen)	1/8 Liter Wasser mit 3 Esslöffeln Sojasauce erhitzen. 1 Brötchen in eine Schüssel legen und die Mischung heiß darüber gießen. Das Brötchen 5 Minuten darin einweichen, ausdrücken und beiseite legen. 3 Esslöffel getrocknetes Suppengemüse in die Flüssigkeit rühren und 10 Minuten quellen lassen. Inzwischen 1 kleine Zwiebel und 1 Bund Petersilie klein hacken. 300 Gramm Tofu zerkrümeln, mit allen vorbereiteten Zutaten vermengen und zu kleinen Bratlingen formen (eventuell zur besseren Festigkeit Semmelbrösel zugeben). Über die fertig geformten Bratlinge Sonnenblumenkerne streuen, festdrücken und in heißem Fett von beiden Seiten braten.

Depressive Verstimmung

Was versteht man darunter?

Depressive Verstimmung, d. h. phasenweise auftretende Niedergeschlagenheit, geht meist mit Antriebsschwäche, innerer Unruhe, Mutlosigkeit, Angst, Schlaflosigkeit und sozialem Rückzug einher. Es findet sich kein konkreter äußerer Anlass für die Traurigkeit. Von einer »echten« Depression spricht man, wenn die Verstimmung länger als zwei Wochen anhält und wenn sie von verringertem Selbstwertgefühl, Schuldgefühlen oder Selbstmordgedanken begleitet ist. Psychotherapeutische Hilfe ist dann dringend erforderlich.

Heilende Lebensmittel

Wer sich niedergeschlagen fühlt, neigt dazu, die Bedürfnisse des Körpers zu missachten. Dabei ist gerade dann eine ausgewogene Ernährung besonders wichtig. Achten Sie auf ausreichende Zufuhr aller B-Vitamine sowie bestimmter Aminosäuren.

- **Vitamin-B-Lieferanten:** Vollkornprodukte und Hülsenfrüchte; außerdem mageres Fleisch und Geflügel, Fisch und Meeresfrüchte sowie (maßvoll) Eier, Innereien und Nüsse.
- **Karnitin:** Unser Körper kann das oft auch als Vitamin T bezeichnete Karnitin aus bestimmten Bausteinen (u. a. Phenylalanin) selbst herstellen; in Zeiten erhöhten Bedarfs sollte man es ihm in Form von kleinen Mengen Fleisch (vor allem Lammfleisch) zusätzlich zuführen.
- **Phenylalanin:** Möhren, Rote Bete, Tomaten, Spinat und Ananas enthalten nicht nur Vitamine, sondern auch Phenylalanin.
- **Grünes Blattgemüse:** Salate, Mangold und Spinat liefern wertvolles Kalzium, Magnesium und Eisen.
- **Hafer:** Seine stimmungsaufhellende Wirkung ist sprichwörtlich und zudem auch wissenschaftlich belegt.
- **Gewürze:** Am besten wirken Alant, Kapern, Kardamom und Kakao.
- **Betthupferl:** Eine kleine Menge an Kohlenhydraten (vor dem Zähneputzen) fördert die Bildung des »Glückshormons« Serotonin während des Schlafs.

Tipp

Körperliche Bewegung (am besten an der frischen Luft) sorgt auch für seelische Ausgeglichenheit. Stimmungsaufhellend wirken Tees oder Extrakte aus Johanniskraut oder Kava-Kava.

Heilende Nahrung bei depressiver Verstimmung	
Johanniskraut-tee (1 Portion)	1 Esslöffel Johanniskraut mit 200 Milliliter kochendem Wasser übergießen, zugedeckt 10 Minuten ziehen lassen, dann abseihen. Über einen Zeitraum von etwa 3 Monaten morgens und abends je 1 Portion trinken.
Rote-Bete-Rohkost (2 Portionen)	1 Knolle Rote Bete putzen und fein raspeln. 1 Banane schälen und das Fruchtfleisch klein schneiden. 1 unbehandelten Apfel mit der Schale raspeln. Über den geraspelten Apfel 2 Esslöffel Zitronensaft träufeln. Die Rohkost mit 150 Gramm Joghurt mischen und vor dem Servieren mit Zimt abschmecken.
Vitamindrink (1 Portion)	1/2 pürierte Banane mit je 100 Milliliter Möhren- und Orangensaft sowie dem Saft von 1 Zitrone verrühren und mit Zucker abschmecken. 2 Esslöffel feine Haferflocken darunter mischen.
Tomaten mit Ei (1 Portion)	2 reife Tomaten waschen und in Scheiben schneiden (Strunk entfernen). In einer Pfanne 1 Esslöffel Olivenöl erhitzen und die Tomaten 2 Minuten anbraten. 1 Ei aufschlagen und unterrühren. Sparsam salzen und unter Rühren 3 Minuten braten. Mit 1 Teelöffel Kapern garnieren. Mit Blattsalat bzw. grünem Blattgemüse und Knäckebrot servieren.
Nachttrunk (1 Portion)	1 Teelöffel Kakaopulver mit 1 Teelöffel Zucker in 50 Milliliter kalter Milch glatt rühren. In 200 Milliliter heiße Milch geben, alles zusammen aufkochen und mit dem Schneebesen schaumig schlagen. Ein altbewährtes Mittel ist auch heiße Milch mit Honig: Dazu 1 Teelöffel Honig in 200 Milliliter heißer Milch auflösen.

Diabetes mellitus

Was versteht man darunter?

Diabetes mellitus ist eine Stoffwechselstörung, bei der die Zellen der Bauchspeicheldrüse entweder gar kein Insulin (mehr) produzieren (Typ-I- bzw. jugendlicher Diabetes) oder bei der der Körper auf das vorhandene Insulin zu wenig anspricht (Typ-II- bzw. Altersdiabetes). Beide Formen müssen vom Arzt behandelt werden (Medikamente und regelmäßige Blutzuckerkontrollen), um einer Stoffwechselentgleisung sowie den möglichen Spätschäden vorzubeugen.

Heilende Lebensmittel

Bei Zuckerkrankheit sind die Spurenelemente Zink, Chrom und Mangan besonders wichtig.

- **Zinklieferanten:** Rindfleisch, Camembert, Austern, Linsen, Haferflocken.
- **Chrom:** Dieses Spurenelement führt man am besten in Form von Weizenkeimen, Bierhefe und Vollkornbrot zu.
- **Manganlieferanten:** Haferflocken, Soja, Heidelbeeren und Schwarztee.
- **Inulin:** Dieser Pflanzenwirkstoff mit seinem überdurchschnittlich hohen Sättigungswert ist vor allem in Artischocken, Schwarzwurzeln und Topinamburen enthalten.
- **Mehrfachzucker:** Generell sollten Sie nur Nahrung zu sich nehmen, die den Blutzuckerspiegel langsam steigen lässt und für längere Zeit auf konstantem Niveau hält.

Herkömmliche Einfachzucker (Süßwaren, Schokolade, Traubenzucker) werden rasch aufgespalten und ins Blut aufgenommen; sie führen deshalb zu einem schnellen Anstieg des Blutzuckerspiegels – und zu einem ebenso schnellen Absinken. Einen günstigen »glykämischen Index« haben dagegen Vollkornprodukte, Reis, Haferflocken, Sojabohnen, Linsen, Kidneybohnen, Milch, Joghurt und Äpfel.

- **Äpfel:** Bei einer Mindestdosis von täglich drei bis vier Stück können Äpfel durch ihren hohen Pektingehalt die Stoffwechsellage dauerhaft verbessern.

Tipp

Übergewichtige Typ-II-Diabetiker erreichen meist schon eine dauerhafte Besserung, wenn sie durch vernünftige Ernährung und mäßige körperliche Bewegung ihr Gewicht reduzieren. Dabei sollten jedoch regelmäßige Blutzuckerkontrollen erfolgen.

Heilende Nahrung bei Diabetes mellitus	
1. Frühstück (1 Portion)	2 Äpfel waschen, entkernen und klein schneiden, 1 Banane mit der Gabel zerdrücken. 1 Esslöffel Zitronensaft darüber träufeln. Je 1 Teelöffel Heidelbeeren und Weizenkeime, 1 Esslöffel Haferflockenmüsli und 150 Gramm Joghurt unterrühren.
2. Frühstück (1 Portion)	1 Tomate und 1 grüne Paprikaschote waschen und in Scheiben bzw. Streifen schneiden. 1 Bund Schnittlauch waschen und in Röllchen schneiden. 2 Scheiben Dreikorntoastbrot rösten, dünn mit Butter bestreichen und mit je 2 Streifen Camembert (30 % F. i. Tr.) belegen. Tomate und Paprika darauf legen, mit 1 Prise Salz und Pfeffer würzen und mit Schnittlauch garnieren.
Topinamburen mit Apfelchutney (2 Portionen)	500 Gramm Topinamburen mit der Schale 20 Minuten in Wasser kochen (wie Pellkartoffeln). Inzwischen 300 Gramm säuerliche Äpfel waschen, vierteln, entkernen, in kleine Stücke schneiden und den Saft von 1 Zitrone darüber träufeln. 300 Gramm Zwiebeln und 1 Knoblauchzehe abziehen und fein hacken, ca. 4 Zentimeter frische Ingwerwurzel schälen und fein reiben. 90 Gramm Diabetikersüße und 3 Esslöffel Apfelessig in einem großen Topf mischen, Äpfel, Zwiebeln, Knoblauch und Ingwer darin unter Rühren aufkochen und ca. 15 Minuten kochen lassen. Mit etwas Salz abschmecken und zu den geschälten Topinamburen servieren.
Bunter Gemüseteller	Frisches, geputztes Gemüse 5 Minuten blanchieren. Hierzu eignen sich vor allem Bleichsellerie, Zucchini, Blumenkohl, Brokkoli, Mangold und Spinat. Bis zu 200 Gramm dieser Sorten können Sie verzehren, ohne sie zu berechnen.

Durchfallerkrankungen

Was versteht man darunter?

Zu den häufigsten Ursachen zählen Darmentzündungen oder -infektionen, Nahrungsmittelunverträglichkeit oder Schleimhautschäden durch Abführmittelmissbrauch. Auch bei psychischer Belastung kann vorübergehend Durchfall auftreten (irritables Kolon). Durchfall unklarer Ursache, der länger als zwei Tage besteht, sowie Wechsel von Durchfall und Verstopfung müssen ärztlich behandelt werden.

Heilende Lebensmittel

- **Gerbstoffe:** Gerbstoffe wirken entzündungshemmend und kommen in besonders hoher Konzentration in Schwarztee, Lapacho-, Blutwurz-, Brombeerblätter- und Heidelbeerblättertee sowie in Heidelbeerfrüchten vor.
- **Pektin:** Der Pflanzenwirkstoff bindet Flüssigkeit und dickt ein; er wird deshalb auch in der Küche als Geliermittel verwendet. Pektin kommt vor allem in Äpfeln, Heidelbeeren, Schwarzen Johannisbeeren, Bananen, Quitten und Möhren vor.
- **Vitamin A:** Das für die Regeneration und den Schutz der Darmschleimhaut unentbehrliche Vitamin wirkt entzündungshemmend und stabilisierend auf das Immunsystem. Es ist vor allem in Möhren, Mangold, Kürbis und Honigmelonen enthalten.
- **Honig:** Die süße Köstlichkeit bekämpft schädliche Bakterien und beruhigt die Schleimhaut.
- **Milchsäure:** Wenn der Durchfall durch Schädigung der Darmflora als Folge einer Antibiotikabehandlung hervorgerufen wurde, eignen sich Joghurt, milchsaure Gemüsesäfte, Molke, Kombucha und Sauerkraut.
- **Flüssigkeit und Mineralien:** Durch Tee und Heilwasser muss der meist erhebliche Verlust an Wasser und Salzen ausgeglichen werden. Gegarte Kartoffeln und Möhren sind leicht verdaulich und außerdem eine hochwertige Kaliumquelle. Gekochter polierter Reis, Haferschleimsuppe oder Toastbrot eignen sich als Aufbaukost nach akuter Infektion.

Tipp

Halten Sie mit einer Wärmflasche oder einem Heizkissen vor allem den Bauch und die Füße warm.

Versuchen Sie, sich trotz der Bauchschmerzen zu entspannen. Dazu sollten Sie am besten seitlich liegend bewusst und tief in den Bauch atmen.

Heilende Nahrung bei Durchfallerkrankungen	
Heidelbeersud	3 Esslöffel getrocknete Heidelbeeren in 400 Milliliter Wasser 10 Minuten leicht kochen, dann abseihen. Über den Tag verteilt löffelweise einnehmen (auch für Babys und Kleinkinder geeignet).
Bananenpüree	1 reife Banane mit der Gabel fein zerdrücken oder im Mixer pürieren. 1 Esslöffel feine Haferflocken einrühren (auch für Babys und Kleinkinder geeignet).
Apfeltag	1 bis 3 Tage lang nur etwa 8 bis 10 geraspelte (und bei einer gereizten Darmschleimhaut geschälte) Äpfel essen. Die Menge auf 5 Mahlzeiten verteilen. Nicht unmittelbar vor oder nach den Apfelmahlzeiten, sondern in den Pausen trinken, vor allem gerbstoffhaltige Tees.
Kartoffel-Möhren-Püree	4 Kartoffeln und 2 Möhren schälen und klein schneiden. In 1/2 Liter kochendem Salzwasser etwa 20 Minuten lang garen. Anschließend die Kartoffeln und die Möhren zusammen mit dem Kochwasser pürieren und eventuell mit Salz abschmecken.
Möhrengemüse (4 Portionen)	1 Kilogramm Möhren putzen und in feine Ringe schneiden. In einer Pfanne mit 2 Esslöffeln Weizenkeimöl erhitzen und leicht salzen, mit 1 Tasse Wasser (120 Milliliter) aufgießen und zugedeckt 10 Minuten garen. Mit Kräutersalz abschmecken.
Kombucha	Nach Antibiotikaeinnahme täglich morgens 1 Glas Kombucha trinken und probiotischen Joghurt essen.

Erbrechen und Reisekrankheit

Was versteht man darunter?

Erbrechen ist einerseits ein Schutzmechanismus des Magens und wird andererseits vom Gehirn ausgelöst (bei Reisekrankheit z. B. als Folge widersprüchlicher Informationen von Auge und Gleichgewichtsorgan). Ursache des Schwangerschaftserbrechens sind Hormonschwankungen, vor allem in den ersten Monaten der Schwangerschaft. Viele Magenerkrankungen (z. B. Gastritis, Ulkus, Reizmagen) sind von Erbrechen begleitet. Erbrechen mit unklarer Ursache, das länger als zwei Tage andauert, muss ärztlich behandelt werden.

Heilende Lebensmittel

Durch ein bis zwei Tage Nulldiät (nur trinken) hat der Magen die nötige Ruhe.

- **Flüssigkeit:** Kamillen-, Melissen- und Schwarztee sowie stilles Mineralwasser ersetzen die verlorene Flüssigkeit und beruhigen die Magenschleimhaut.
- **Aufbaukost:** Sie erfolgt altbewährt mit Zwieback und Haferschleimsuppe.
- **Vitamin A:** Gedünstete Möhren sind aufgrund ihrer schleimhautregenerierenden Wirkung besonders zu empfehlen. Kürbis enthält ebenfalls Karotinoide und ist schon von alters her ein bewährtes Mittel bei Schwangerschaftserbrechen.
- **B-Vitamine:** Die Vitamine der B-Gruppe sind bei nervlich bedingtem Brechreiz wichtig. Sind die üblichen Lieferanten wie Fleisch, Vollkorngetreide oder Milchspeisen für den gereizten Magen schwer bekömmlich, sollte man auf die kompakten Bierhefepräparate zurückgreifen.
- **Kalium und Magnesium:** Diese Mineralstoffe sollte man nicht nur nach dem Erbrechen in ausreichender Menge zuführen. Sie sind generell wertvolle Schutzstoffe für den Magen. Wichtige Lieferanten sind hier Möhren, Pellkartoffeln, Reis (polierter ist bekömmlicher als Naturreis), Bananen und Äpfel.
- **Ingwer:** Die edle Wurzel ist ein altbewährtes Mittel gegen Reisekrankheit – als Tee, Ginger Ale, Marmelade oder kandiert.
- **Kalmuswurzel:** Die Wurzel enthält Bitterstoffe für den Magen und hat krampflösende Wirkung (kein Dauergebrauch!).

Tipp

Rauchen reizt die Magenschleimhaut extrem und sollte möglichst unterlassen werden.

Heilende Nahrung bei Erbrechen	
Magentee	Je 1 Teelöffel Kamillen- und Melissenblätter mit 200 Milliliter kochendem Wasser aufgießen, zugedeckt 10 Minuten ziehen lassen und dann abseihen. In kleinen Schlucken trinken.
Haferschleimsuppe	20 Gramm Haferflocken in 1/2 Liter Salzwasser oder Gemüsebrühe aufkochen.
Apfelmus	500 Gramm mürbe Äpfel schälen und vierteln. Das Kerngehäuse entfernen. Die Apfelviertel mit 100 Gramm Zucker, etwas Wasser und 1 Stück Zimtstange 10 bis 15 Minuten zugedeckt garen. Das magenschonende Apfelmus bietet sich nicht nur bei Reisekrankheit auf nüchternen Magen vor Reiseantritt an, sondern auch als Aufbaukost bei verdorbenem Magen.
Kürbisgemüse	1 Kilogramm Markkürbis schälen, das Fruchtfleisch würfeln, salzen, mit 2 Esslöffeln Apfelessig übergießen und 15 Minuten ziehen lassen. 1 fein geschnittene Zwiebel und 2 Esslöffel fein gehacktes Dillkraut in 40 Gramm Butter andünsten, mit je 1 Prise Zucker, Pfeffer und Paprika würzen und mit 1 Liter Gemüsebrühe aufgießen. Den Kürbis zugeben und darin garen. 40 Gramm Mehl mit etwas Sauerrahm verrühren und untermischen. Hilft bei Schwangerschaftserbrechen.
Ingwertee	1 Teelöffel Ingwerpulver in 150 Milliliter kaltem Wasser ansetzen, aufkochen, 10 bis 15 Minuten kochen lassen und durch ein feines Baumwolltuch abseihen. Vor Reiseantritt 1 Portion trinken oder 1 Stück Ingwerwurzel kauen. Vorsicht, bei Schwangerschaftserbrechen nicht anwenden!

Erhöhte Cholesterinwerte

Was versteht man darunter?

Der derzeit gültige Grenzwert für Gesamtcholesterin liegt bei 250 Milligramm pro Deziliter Blutserum. Ebenso wichtig wie dieser Wert ist der Anteil an »gutem« HDL- und »schlechtem« LDL-Cholesterin. Der Quotient (Gesamtcholesterin geteilt durch HDL) sollte bei Männern unter 4,6, bei Frauen unter 4,0 liegen. Sind die Werte dauerhaft zu hoch, besteht ein vermehrtes Risiko von Herz-Kreislauf-Erkrankungen, Arteriosklerose und Infarkt.

Heilende Lebensmittel

Haferkleie (ca. 40 Gramm täglich) ist die erste Wahl, um das schädliche LDL-Cholesterin zu senken, gleich gefolgt von rohem Knoblauch, Vollkornhaferflocken und weißen Bohnen. Einen festen Platz auf dem Speiseplan sollten außerdem Möhren, Magermilch, grüner Tee, Joghurt, Gerste, Auberginen, Artischocken und Shiitakepilze haben. Rohe Zwiebeln, Knoblauch und Olivenöl helfen, das nützliche HDL-Cholesterin zu erhöhen. Fleisch und Wurst sollte man durch Seefisch ersetzen. Mit Vernunft angewendet, haben auch Wein (1/4 Liter täglich) und Bier (1 Glas täglich) eine günstige Wirkung auf den HDL-Spiegel.

- **Soja:** Besonders wertvoll für Menschen mit erblich bedingtem hohem Cholesterin sind Sojabohnen und Sojaprodukte wie Tofu.
- **Grapefruits:** Grapefruitpektin wird mit großem Erfolg als cholesterinsenkendes Medikament angewendet. Grapefruitsaft genügt nicht, man sollte die Frucht regelmäßig roh essen.
- **Pektin:** Cholesterinsenkend wirken alle Früchte mit hohem Pektingehalt, neben Grapefruits vor allem Äpfel (täglich zwei bis drei Äpfel mit der Schale), Erdbeeren und Bananen.
- **Bioaktivstoffe:** Besonders wichtig sind Saponine (in Hülsenfrüchten), Flavonoide (in Blattsalaten und ungeschältem Obst) und Karotinoide (in Möhren, Mangold und in Honigmelonen). Das exotische Gewürz Kurkuma (Bestandteil von Curry) kann ebenfalls den Cholesterinspiegel senken.

Tipp

Durch einen konsequent durchgeführten Ausdauersport lässt sich das schützende HDL erhöhen. Art und Umfang der Sportart sollte man am besten mit dem Arzt klären.

Heilende Nahrung bei erhöhten Cholesterinwerten	
Apfel-Möhren-Rohkost (Tagesportion)	3 unbehandelte Äpfel mit der Schale raspeln und 2 Esslöffel Zitronensaft darüber träufeln. 2 mittelgroße rohe Möhren ebenfalls raspeln. Die geraspelten Möhren mit den Äpfeln, etwas Haferkleie und 150 Gramm Joghurt vermischen, und die Apfel-Möhren-Rohkost über den Tag verteilt zu sich nehmen.
Haferkleiegebäck nach Dr. Anderson	2 Tassen Haferkleie, 2 Teelöffel Fruchtzucker, 1 Tasse Rosinen, 1 Esslöffel Backpulver, 1 Teelöffel Salz, ca. 250 Milliliter Magermilch, 2 Esslöffel Sojamehl und 1 Esslöffel Pflanzenöl mischen und gut verrühren. Auf einem mit Backpapier ausgelegten Backblech bei 220 °C ca. 15 Minuten backen.
Knoblauchquark (2 Portionen)	1 Knoblauchzehe abziehen und mit der Spitze eines Messers in etwas Salz zerdrücken. Mit 250 Gramm Magerquark und etwas Milch verrühren. Mit Kräutersalz und Schnittlauch abschmecken.
Knoblauchbrot (2 Portionen)	4 große Knoblauchzehen mit der Messerspitze in 1 Prise Salz zerdrücken, mit 1 Esslöffel Olivenöl extra vergine verrühren, auf 4 Scheiben Weißbrot oder hellem Vollkornbrot verteilen und auf dem Grill rösten.
Shiitakefeinkost (1 Portion)	100 Gramm Shiitakepilze putzen und unzerkleinert in einer Pfanne mit etwas Pflanzenöl 10 Minuten erhitzen. Leicht salzen, einige Esslöffel Wasser hinzufügen und nochmals 10 Minuten garen. Mit Salz, Pfeffer und Weißwein abschmecken. Zu den Pilzen passen besonders gut Feld- und andere Blattsalate.

Erkältung und grippaler Infekt

Was versteht man darunter?

Meist sind Kälte und eine Virusinfektion die Ursache von Schnupfen, Erkältung und grippalem Infekt, wobei das Virus jeweils sein genetisches Programm ändert. Der beste Schutz vor Erkrankung ist also ein intaktes Immunsystem, das auf jedes Virus flexibel reagiert.
Die »echte« Grippe ist relativ selten: Sie geht mit schwerem Krankheitsgefühl und hohem Fieber einher und muss unbedingt ärztlich behandelt werden.

Heilende Lebensmittel

Zur Vorbeugung und auch Behandlung, wenn man sich schon angesteckt hat, sollte man sehr viel Vitamin C (Askorbinsäure) zu sich nehmen. Wichtig sind außerdem Zink und natürliche Antibiotika.

- **Vitamin C:** Mit Abstand den höchsten Gehalt an Vitamin C haben Acerola (eine exotische Kirschsorte, die hierzulande als Acerolataler erhältlich ist), gefolgt von Guave, Schwarzen Johannisbeeren, Kiwis, Papayas, Orangen, Zitronen und Grapefruits. Bei den Gemüsesorten sind grüne Paprika der Spitzenreiter, es folgen Petersilie, Brokkoli und Knollenfenchel. Da Vitamin C hitzeempfindlich ist, hängt der Gehalt auch von der Zubereitung ab (Obst roh essen, Gemüse ebenfalls bzw. nur wenige Minuten blanchieren).
- **Natürliche Antibiotika:** Zwiebeln, Knoblauch, Kresse, Rettich und Meerrettich enthalten hochwirksame keimtötende Substanzen und machen außerdem die verstopfte Nase frei.
- **Honig:** Da Honig ebenfalls antibakterielle Eigenschaften hat, sollte man ihn zum Süßen verwenden. Er lindert Halsschmerzen und Husten.
- **Zink:** Den Schutzstoff führt man sich am besten in Form von Hülsenfrüchten (Erbsen, Linsen, Soja) zu, die obendrein auch noch wertvolle Saponine und Magnesium enthalten.
- **Kompaktes:** Da man bei Erkältung kaum Hunger hat, sind Sanddornbeerensaft, Hagebuttenmark, schweißtreibender heißer Holunderbeerensaft, frisch gepresster Orangensaft und heiße Zitrone wertvolle Konzentrate.

Tipp

Trinken Sie reichlich, um den Schleim flüssig zu halten. Besonders zu empfehlen sind Lindenblütentee und heiße Brühe.

Heilende Nahrung bei Erkältung und grippalem Infekt	
Heiße Zitrone (1 Portion)	Den Saft von 1 Zitrone mit 1 Tasse heißem Wasser aufgießen und mit 1 Teelöffel Honig süßen.
Heißer Holundersaft (1 Portion)	1 Glas Holundersaft erwärmen, 1 Teelöffel Honig einrühren und den Saft von 1 Zitrone hinzufügen. Außerdem sollten 1-mal täglich Sanddornsaft (nicht erhitzt) und Acerolataler (Fertigprodukt) eingenommen werden.
Früchtesalat (4 Portionen)	1/4 Liter Apfelsaft, Saft von 1 Zitrone und 2 Esslöffel Honig im Wasserbad verrühren, 50 Gramm Rosinen darin einweichen. 1 reife Guave, 1 reife Papaya und 3 Kiwis schälen, das Fruchtfleisch in kleine Würfel schneiden und mit dem Fruchtfleisch von 1/2 Honigmelone mischen. Die Rosinen aus der Sauce nehmen und unterheben, kurz vor dem Servieren die Einweichsauce darüber gießen, mit gehackten Haselnüssen bestreuen.
Zwiebelsuppe (4 Portionen)	6 Zwiebeln abziehen und in feine Halbmonde schneiden. In 40 Gramm Butter andünsten, 2 Esslöffel Mehl einrühren, mit 1 Liter Gemüsebrühe aufgießen und ca. 20 Minuten zugedeckt bei schwacher Hitze kochen lassen. Mit Salz und weißem Pfeffer abschmecken. 8 Scheiben Toastbrot rösten, in feuerfestes Geschirr geben, die kochend heiße Zwiebelsuppe darüber gießen, mit 80 Gramm geriebenem Hartkäse (Gruyère) bestreuen und im vorgeheizten Backofen 15 Minuten überbacken. Zur Verfeinerung 1 Glas halbtrockenen Weißwein mitkochen. Bei empfindlichem Magen nur durchgeseihte Zwiebelbrühe über das geröstete Toastbrot gießen.

Erschöpfung und Müdigkeit

Was versteht man darunter?

Chronische Müdigkeit und Erschöpfung sind oft eine Folge von Dauerstress, beruflicher oder privater Überlastung, Blutarmut, Übersäuerung, Bewegungsmangel, Über- oder Fehlernährung. Man nimmt an, dass das chronische Erschöpfungssyndrom (chronic fatigue syndrom = CFS) durch ein Virus hervorgerufen wird. Auch deshalb kommt der gesunden Ernährung große Bedeutung zu, denn nur ein intaktes Immunsystem kann das Virus bekämpfen.

Heilende Lebensmittel

Wertvoll zur körperlichen und geistigen Regeneration sind die so genannten Nervenvitamine B3 (Niazin), B9 (Folsäure) und B12 (Kobalamin) sowie Eisen, Vitamin C, Flavonoide und andere Bioaktivstoffe.

- **Vitamin-B3-Lieferanten:** Bierhefe, Innereien, Erdnüsse, Vollkorngetreide, Thunfisch und Geflügel.
- **Vitamin-B9-Lieferanten:** Weizenkeime, Spinat, Sojabohnen, Leber, Eigelb, Linsen, Vollkorngetreide, Brokkoli und Blumenkohl.
- **Vitamin-B12-Lieferanten:** Vor allem Fisch (Heringe, Makrelen, Forellen, Aale, Ölsardinen), Austern, Leber und Eigelb.
- **Grünes Blattgemüse:** Mangold, Grünkohl, Spinat, Petersilie und Feldsalat sollte man oft essen, weil sie das zur Blutneubildung unentbehrliche Eisen enthalten.
- **Grüner Tee:** Das asiatische Getränk ist reich an Flavonoiden, die antioxidativ wirken und das Immunsystem stabilisieren.
- **Buntes Obst und Gemüse:** Möhren, Aprikosen, Melonen und Tomaten sind ein Augenschmaus und liefern außerdem reichlich Bioaktivstoffe.
- **Keime und Sprossen:** Frische Sojabohnen-, Mungobohnen- und Kressekeime sind nicht nur im Winter ein wertvolles Konzentrat an Biostoffen.
- **Kohlenhydrate:** Eher meiden sollte man Zucker pur sowie Kekse und Kuchen. Aufgrund des Mehrfachzuckers günstig sind Bananen, Studentenfutter und Vollkornbackwaren.

Tipp

Überwinden Sie sich, und machen Sie Sport an der frischen Luft! Auch Sauna oder Dampfbäder sorgen für tiefen Schlaf und gute Erholung.

Heilende Nahrung bei Erschöpfung und Müdigkeit	
Buntes Frühstück (1 Portion)	1 Orange und 1 Kiwi schälen und zerkleinern und 3 klein gehackte Haselnüsse untermischen. Je 1 Esslöffel Haferflocken und Weizenkeime dazugeben. Etwas Joghurt oder Sahne unterrühren.
Teegedeck (1 Portion)	2 Esslöffel grüne Teeblätter mit 1/2 Liter heißem Wasser aufgießen und 5 Minuten ziehen lassen. Frisch gepressten Zitronensaft oder naturtrüben Apfelsaft hineingeben. Dazu 1 Banane servieren. Eignet sich als Zwischenmahlzeit, für Leute mit wenig Hunger auch als Frühstück.
Goffios	150 Gramm Weizenschrot, 50 Gramm gehackte Haselnüsse, 50 Gramm Rosinen, 20 Gramm Kokosflocken, 20 Gramm Haferflocken, 30 Gramm Sonnenblumenkerne, 4 Esslöffel Sanddornsirup und ca. 100 Milliliter Wasser zu einem Teig vermengen, kleine Kugeln formen (sie sollten weder an den Händen kleben noch auseinander fallen). Im Backofen bei schwacher Hitze trocknen.
Feldsalat mit Champignons (1 Portion)	100 Gramm Feldsalat verlesen und waschen. 1 Knoblauchzehe und 1 kleine Zwiebel fein hacken, mit Salz, Pfeffer, 1 Esslöffel Apfelessig und 1 Esslöffel Öl zu einer Marinade rühren und beiseite stellen. 400 Gramm Champignons putzen und in dünne Streifen schneiden. 1 kleine Zwiebel fein hacken und in 1 Esslöffel Butter andünsten, die Champignons dazugeben, salzen und 10 Minuten garen. Die Champignons mit 1 Esslöffel Mehl bestäuben, mit 100 Milliliter Milch binden und mit 1 Bund fein gewiegter Petersilie garnieren. Die Marinade erst unmittelbar vor dem Servieren über den Feldsalat geben.

Gallenblasen-beschwerden

Was versteht man darunter?

In Mitteleuropa hat etwa jeder vierte Mensch mittleren Alters Gallensteine; viele merken gar nichts davon. Je nach Größe und Lage des Steins aber kann es zu Stauungen, Entzündungen oder Koliken kommen. Die Kolik ist eine Notfallsituation (Arzt rufen!); zur Vorbeugung und Behandlung leichter Beschwerden kann man mit der richtigen Ernährung einiges bewirken.

Heilende Lebensmittel

Generell ist faserstoffreiche Kost wichtig zur Vorbeugung gegen Gallensteine. Essen Sie regelmäßig Blattgemüse, frisches Obst und Vollkornprodukte.

- **Cholesterinarm:** Da die meisten Steine Cholesterinsteine sind, sollte man das Nahrungscholesterin möglichst reduzieren und auf andere Eiweißquellen wie z. B. Soja, Seefisch und Algen zurückgreifen (siehe auch Seite 40f.). Möglicherweise können Sojaprodukte sogar kleine Steine auflösen.
- **Altbewährt:** Ausgesprochene »Gallengerichte« bestehen aus Artischocken (der entscheidende Wirkstoff heißt Zynarin), Rettich (als Saft nicht blähend) und Löwenzahnblättern (vor der Löwenzahnblüte als Salat).
- **Äpfel:** Durch ihren hohen Pektingehalt senken Äpfel das Cholesterin und sind ein wichtiger Schutz für die Gallenblase. Am besten die Äpfel mit der Schale essen; Apfelsaft ist allerdings wirkungslos.
- **Kirschen:** Früher wurden frische Kirschen als Gallenblasenmittel geschätzt. Inzwischen sind sie leider in Vergessenheit geraten.
- **Süßkartoffeln:** Regelmäßiger Verzehr von Süßkartoffeln kann bei bestehenden Steinen helfen, eine Kolik zu verhindern.
- **Tees:** Die klassischen »Gallentees« werden aus javanischer Gelbwurz, Mariendistel, Schwarzkümmel, Schöllkraut, Löwenzahn und Alant zubereitet. Aus Mariendistelextrakt werden auch sehr wirksame Lebermedikamente hergestellt.

Tipp

Meiden Sie Fettgebackenes und Paniertes; stattdessen sollten Sie die Speisen fettarm, z. B. im Wok oder auf dem Grill, zubereiten. Statt Bohnenkaffee, der die Verdauungsorgane zusätzlich reizt, trinken Sie besser grünen oder schwarzen Tee.

Heilende Nahrung bei Gallenblasenbeschwerden	
Artischocken mit Dip (4 Portionen)	In einem großen Topf reichlich Wasser mit dem Saft von 1 Zitrone zum Kochen bringen. 4 frische Artischocken waschen, putzen und rundherum mit der ausgepressten Zitronenhälfte einreiben, damit sie sich nicht verfärben. Die Artischocken im sprudelnden Wasser aufkochen und zugedeckt bei schwacher Hitze in ca. 30 Minuten so weich kochen, dass sich ein Blatt leicht abzupfen lässt. Inzwischen 200 Gramm Sauerrahm, 1 hart gekochtes Ei (in kleine Würfel geschnitten), 1 Prise Salz, 2 Esslöffel Distelöl, etwas Basilikum, Petersilie und Zitronenmelisse (alles fein gewiegt) verrühren. Von den Artischocken die Blätter (von außen nach innen) abzupfen. Das dicke und fleischige Ende wird in den Dip getunkt und mit den Zähnen abgestreift. Der Boden wird mit Messer und Gabel gegessen.
Rettichsaft	1 mittelgroßen Rettich waschen, putzen und in Scheiben schneiden. Die zerkleinerten Rettichscheiben in eine Saftpresse geben. Täglich 6 Esslöffel davon einnehmen, wobei Sie versuchen sollten, 4 Esslöffel des Safts schon vor dem Frühstück zu trinken.
Löwenzahnsalat (1 Portion)	1 Hand voll frische, junge Löwenzahnblätter waschen und trockenschwenken. Die Blätter auf einem Teller anrichten, 2 reife Tomaten in Scheiben schneiden und darauf legen. Aus 1 Esslöffel Kräuterfrischkäse, etwas Salz, Pfeffer, 1 Teelöffel Apfelessig, 1 Esslöffel Distelöl und frischem Schnittlauch eine Sauce rühren und über den Salat geben.

Gicht

Was versteht man darunter?

Bei dieser Stoffwechselerkrankung sammelt sich als Folge eines gestörten Purinstoffwechsels Harnsäure im Blut an. Es bilden sich Kristalle, die sich in einem oder mehreren Gelenken anlagern (oft am Grundgelenk der großen Zehe) und den schmerzhaften Gichtanfall auslösen. Bei Gicht besteht eine erbliche Vorbelastung, doch kommt diese Anlage nur in Zeiten des Wohlstands und der Überernährung zum Tragen.

Heilende Lebensmittel

Purinhaltige Nahrungsmittel wie Innereien, Wild, Wurst, Salzheringe, Geflügelhaut, Fischhaut, Ölsardinen, Krustentiere, Bier, Thunfisch und Fleischextrakte sollten gemieden werden.

- **Eiweißquellen:** Günstige und purinarme Eiweißlieferanten sind Milch und Milchprodukte, Eier, Sojaprodukte, magerer Fisch (Kabeljau oder Schellfisch) und mageres Fleisch.
- **Flüssigkeit:** Eines der wichtigsten Nahrungsmittel ist Wasser. Drei Liter täglich sorgen dafür, dass die überschüssigen Harnsäurekristalle ausgeschieden werden. Tee aus grünem Haferkraut kann durch seinen hohen Kieselsäuregehalt die Harnsäureausscheidung unterstützen. Das Teepilzgetränk Kombucha wurde wegen seiner Wirkung früher auch als Gichtqualle bezeichnet.
- **Kalium:** Obst und grünes Blattgemüse sollte man reichlich essen; es ist reich an Kalium, entsäuert den Urin und fördert die Ausscheidung.
- **Kirschen:** 250 Gramm frische, eingekochte oder zu Saft verarbeitete Kirschen täglich helfen, den Harnsäurespiegel zu senken.
- **Lebertran:** In der Volksmedizin als »Schmiermittel« für die Gelenke geschätzt, kann er, ebenso wie Lachsöl, die Schwellungen abklingen lassen.
- **Äpfel:** Geradezu ein Allheilmittel für unseren Stoffwechsel, lindern Äpfel auch die Probleme bei der Gicht.
- **Sulfide, Flavonoide & Co.:** Lauch, Sellerie und Kohl sollte man zur Ankurbelung des Stoffwechsels regelmäßig essen. Selleriesamenextrakt ist ein wirksames Heilmittel bei Gicht.

Tipp

Außer den Säureproduzenten Spargel, Spinat, Erbsen, Blumenkohl und Pilze sind alle Gemüsesorten günstig für Gichtkranke.

Heilende Nahrung bei Gicht	
Kombucha	Morgens auf nüchternen Magen 1 Glas Kombucha trinken. Dazu eignet sich am besten ein Fertigprodukt auf Kräuterteebasis.
Grüner Hafertee	70 Gramm grünes Haferkraut mit 10 Gramm Brennnesselkraut, 10 Gramm Bergfrauenmantel und 10 Gramm Johanniskraut mischen. 6 Teelöffel der Kräutermischung mit 1 Liter kochendem Wasser aufgießen und 10 Minuten ziehen lassen. Abseihen und über den Tag verteilt trinken.
Waldorfsalat (4 Portionen)	1 kleine Sellerieknolle schälen, putzen und fein reiben. Für den frischen Salat nur die zarten Teile verwenden. 2 Äpfel schälen, das Kerngehäuse entfernen und das Fruchtfleisch in Würfel schneiden. Mit 2 Esslöffeln Zitronensaft beträufeln und die Apfelwürfel zum Sellerie geben. Etwa 8 weiße Trauben halbieren und entkernen, die Spalten von 1 Orange häuten und in Würfel schneiden und zu den übrigen Zutaten geben. Aus je 2 Esslöffeln Magerquark, Sahne und Weizenkeimöl eine Sauce rühren, mit 1 Prise Zucker und Salz abschmecken und unter die Rohkost ziehen. Mit 2 Esslöffeln klein gehackten Walnüssen garnieren.
Lauchgemüse (3 Portionen)	600 Gramm dünne Lauchstangen putzen, waschen und in fingerbreite Stücke schneiden. 3 Knoblauchzehen abziehen, fein hacken und zusammen mit dem Lauch in 2 Esslöffeln Öl etwa 5 Minuten schmoren. Mit Salz, weißem Pfeffer und frischer Petersilie würzen. Das Lauchgemüse passt gut zu Pellkartoffeln.

Haar- und Kopfhautprobleme

Was versteht man darunter?

Das Haar spiegelt unser körperliches und seelisches Befinden wider. Man sieht ihm Stress, Krankheit, Vitamin- oder Mineralstoffmangel auf Dauer an. Genetische Veranlagung, Pflege bzw. Kosmetik ist die eine Sache, Ernährung von innen die andere.

Heilende Lebensmittel

Das Kopfhaar wird ebenso über die feinen Blutgefäße ernährt wie alle anderen Zellen in unserem Körper.

- **Zink, Vitamin C und Flavonoide:** Die Biostoffe sorgen dafür, dass genügend Nährstoffe zu den Haarwurzeln gelangen. Zinkreich sind u. a. Meeresfrüchte, vor allem Austern, Rindfleisch, Kürbiskerne, Hülsenfrüchte und Haferflocken. Vitamin-C-Lieferanten sind Acerola, Guaven, Schwarze Johannisbeeren, Kiwis, Papayas, Orangen, Zitronen und Grapefruits. Flavonoide sind vor allem in Blattgemüse sowie in den Randschichten von Obst und Gemüse enthalten.
- **Vitamin A:** Das Vitamin unterstützt die Regeneration der Kopfhaut und reguliert die Bildung der Talgdrüsen. Gerade bei fettigem Haar ist es sehr wichtig. Zur ausreichenden Versorgung sollte man oft Möhren, Aprikosen, Honigmelonen, Feldsalat, Knollenfenchel, Brokkoli, Mangold und ab und zu ein Ei essen.
- **Essenzielle Fettsäuren:** Vor allem Nüsse und Seefisch sind sowohl bei fettigem Haar als auch bei vermehrter Schuppenbildung wichtig.
- **Kupfer und einige der B-Vitamine (u. a. Pantothensäure und Folsäure):** Die Vitalstoffe helfen, die natürlichen Farbstoffe im Haar einzulagern. Bei gewöhnlicher Mischkost aus Fleisch, Gemüse und Getreide ist der Kupferbedarf normalerweise gedeckt. Pantothensäure ist vor allem in Leber, Weizenkleie, Forellen, Sonnenblumenkernen, Heringen, Camembert und Nüssen enthalten. Zur Versorgung mit ausreichend Folsäure sind Weizenkeime, Spinat, Sojabohnen, Leber, Eigelb, Linsen, Brokkoli und Blumenkohl besonders wichtig.

Tipp

Bei stressbedingtem Haarausfall sollte man auf ausreichende Zufuhr der »Nervenvitamine« B3 (Niazin), B9 (Folsäure) und B12 (Kobalamin) achten.

Heilende Nahrung bei Haar- und Kopfhautproblemen	
1. Frühstück (1 Portion)	200 Gramm probiotischen Joghurt am Vorabend aus dem Kühlschrank nehmen. Den Joghurt mit 3 Esslöffeln Vollkornmüsli und 1 Esslöffel gerösteten Sonnenblumenkernen mischen.
2. Frühstück (1 Portion)	2 Scheiben Hafertoastbrot rösten, mit etwas Camembert und 1 Ei servieren. Dazu frisches Obst (z. B. 1 Apfel) essen.
Blanchierter Brokkoli (1 Portion)	1 mittelgroßen, frischen Brokkolikopf zerteilen, putzen und waschen. Wahlweise kann auch tiefgekühlter Brokkoli verwendet werden. Die Brokkoliröschen in einem großen Topf in siedendem Salzwasser etwa 4 Minuten kochen und anschließend mit einem Schaumlöffel herausnehmen. Der blanchierte Brokkoli passt gut zu Möhrengemüse oder magerem Rindfleisch. Er eignet sich aber auch gut als gesunde, kalorienarme Zwischenmahlzeit.
Zwischenmahlzeit	Als Zwischenmahlzeit eignen sich bei Haar- und Kopfhautproblemen besonders Acerolataler (Fertigprodukt), Aprikosen, Kiwis oder blanchiertes grünes Gemüse.
Sojasprossen-Kiwi-Salat (4 Portionen)	200 Gramm Sojasprossen in einem Sieb unter fließendem kalten Wasser kurz abspülen und anschließend etwa 3 bis 5 Minuten über Wasserdampf erwärmen. 4 Kiwis schälen, das Fruchtfleisch würfeln und mit 1 Tasse Pinienkerne mischen. Die Kiwi-Pinienkern-Mischung mit frischer Zitronenmelisse und Kerbel sowie mit etwas Salz und Pfeffer würzen. Zum Schluss den Salat mit 1 Esslöffel Zitronensaft und 2 Esslöffeln Nussöl anmachen.

Harnblasenentzündung

Was versteht man darunter?

Typische Beschwerden bei Blasenentzündung sind häufiger Harndrang, wobei nur geringe Mengen an (meist dunkel gefärbtem) Urin abgehen, sowie brennende Schmerzen beim Wasserlassen. Die Hauptursachen sind Bakterieninfektionen und Unterkühlung. Die Krankheit muss ärztlich behandelt werden, damit die Bakterien nicht aufsteigen und eine gefährliche, schwer zu behandelnde Nierenbeckenentzündung verursachen.

Heilende Lebensmittel

Trinken Sie täglich mindestens zwei bis drei Liter Heilwasser, stilles Mineralwasser oder Blasentee (auch zur Vorbeugung), um die Harnwege durchzuspülen und die Bakterien möglichst rasch auszuscheiden.

- **Preiselbeersaft:** Der Saft enthält wirksame keimtötende Substanzen und wirkt daher als natürliches Antibiotikum (zur Vorbeugung täglich 1/4 Liter, zur Behandlung einer schon bestehenden Entzündung täglich 1/2 Liter). Tee aus Preiselbeerblättern lindert die Beschwerden ebenfalls.
- **Natürliche Antibiotika:** Auch Brunnen- und Kapuzinerkresse, Himbeeren, Meerrettich und Queckenwurzel stehen bei der Bekämpfung von Krankheitskeimen an vorderster Front; außerdem haben Äpfel, Buchweizen, Wasserkastanien, Knoblauch, Ingwer, Honig, Hopfen, Milch, Zwiebeln und Rettich eine mild keimtötende Wirkung.
- **Vitamin A:** Wichtig zur Gesunderhaltung der Schleimhäute ist sowohl Karotin (z. B. von Möhren und Mangold) als auch Lykopin (in reifen und erhitzten Tomaten enthalten).
- **Petersilie:** Das Küchenkraut sollte möglichst oft verwendet werden, da es die Nierentätigkeit anregt und für eine gründliche Spülung der Harnblase sorgt.
- **Spargel:** Dieses wohlschmeckende Gemüse ist reich an Kalium (das ausschwemmend wirkt) und enthält Asparaginsäure, die die Nierentätigkeit und die Wasserausscheidung steigert.

Tipp

Auch eine Schaukeldiät, d. h. ein Wechsel zwischen saurer und basischer Ernährung (siehe dazu Seite 74), kann die Beschwerden lindern. Grundsätzlich meiden sollten Sie dagegen scharfe Gewürze (z. B. Chili) und Kaffee.

Heilende Nahrung bei Harnblasenentzündung	
Preiselbeertee	2 Esslöffel Preiselbeerblätter (in der Apotheke erhältlich) mit 1/4 Liter kochendem Wasser übergießen. Den Tee 10 Minuten ziehen lassen und anschließend abseihen. Zusätzlich täglich 2 bis 3 Gläser Preiselbeersaft (Fertigprodukt) trinken.
Kressesauce (1 Portion)	50 Gramm Magerquark mit 100 Milliliter Joghurt oder Schmand und 1 Esslöffel Milch verrühren. 1 kleine Knoblauchzehe mit der Messerspitze in etwas Salz zerdrücken und in die Quarkmasse rühren. Zum Schluss 2 Esslöffel Brunnenkresse unterrühren. Passt zu Pellkartoffeln und Blattsalat. Variante: Geben Sie fein gehackte, frische Petersilie zusammen mit der Kresse in den Quark.
Tomatensaftkur	1 Liter Tomatensaft aufkochen und 1 Esslöffel Maiskeimöl dazugeben. Den Saft etwa 1 Stunde lang unter gelegentlichem Rühren bei schwacher Hitze kochen lassen. Bei akuten Beschwerden 2 Wochen lang täglich 1/2 Liter davon trinken, in der beschwerdefreien Zeit genügt täglich 1 Glas.
Möhren-Zwiebel-Suppe (2 Portionen)	1 Zwiebel, in feine Halbmonde geschnitten, mit 2 Esslöffeln Sonnenblumenöl in eine Kasserolle geben und 3 Minuten glasig dünsten. 4 Möhren, geputzt und in dünne Scheiben geschnitten, dazugeben und mit 1 Prise Salz und 1 Teelöffel Kräutersalz würzen. Mit 1 Liter Wasser aufgießen und die Suppe bei schwacher Hitze 10 Minuten kochen lassen. Vor dem Servieren mit reichlich Petersilie und Kresse garnieren.

Hautprobleme

Was versteht man darunter?

Die Regulation der Hautfunktionen ist kompliziert und durch Ernährung nicht sofort und direkt zu beeinflussen. Langfristig aber sieht die Haut, wenn sie gut genährt und von innen gepflegt ist, auch äußerlich reiner und glatter aus. Bitte beachten Sie auch die Hinweise zu Akne und unreiner Haut (siehe Seite 18f.) sowie zu Neurodermitis und Ekzemen (siehe Seite 74f.).

Heilende Lebensmittel

- **Vitamin C:** Der Vitalstoff steigert die Produktion des für die Haut wichtigen Baustoffs Kollagen. Besonders viel Vitamin C enthält Acerola, außerdem Guaven, Schwarze Johannisbeeren, Kiwis, Papayas, Orangen, Zitronen und Grapefruits, grüne Paprika, Petersilie, Brokkoli und Knollenfenchel.
- **Vitamin A:** Das Vitamin unterstützt die Regeneration der Haut und bildet einen natürlichen Sonnenschutz. Es ist in Leber, Möhren, Brokkoli, Mangold, Spinat, roten und gelben Paprika, Grünkohl, Honigmelonen und Aprikosen enthalten.
- **Vitamin E:** Das vor allem in Pflanzenöl, Weizenkeimen, Nüssen, Avocados und Erbsen enthaltene Vitamin E schützt die Haut vor den aggressiven freien Radikalen.
- **Zink:** Dieses klassische Hautmineral wird auch zur Therapie von Hauterkrankungen angewendet. Zur Regulierung kosmetischer und »harmloser« Hautprobleme genügt das Zink der natürlichen Nahrung, vor allem in Meeresfrüchten, Leber, Rindfleisch, Weizenkeimen, Haferflocken, Kürbiskernen, Linsen und anderen Hülsenfrüchten.
- **Bromelain:** Das Enzym, das Eiweißverhärtungen im Hautgewebe löst und die Haut strafft, ist in großen Mengen in frischen Ananas zu finden. Frauen, die an Orangenhaut (Zellulite) leiden, sollten regelmäßig frische Ananas essen.
- **Proteine:** Besonders hochwertige, schwefelhaltige Eiweißstoffe sind wichtig für die Bildung des Hautkollagens (wiederum eine Eiweißform). Ideale Eiweißlieferanten sind Sojaprodukte, Quinoa, Fisch, Eier, Geflügel und (in Maßen) Leber.

Tipp

Durch Bewegung und Ausdauersport an der frischen Luft wird die Haut besser durchblutet und mit Sauerstoff versorgt. Das sieht man ihr an!

Heilende Nahrung bei Hautproblemen	
Fruchtsalat (1 Portion)	4 Scheiben frische Ananas in kleine Würfel schneiden, das Fruchtfleisch von 1 Guave, 1 Kiwi und 1 Banane ebenfalls zerkleinern und mit 1 Esslöffel Zitronensaft beträufeln. Alle Früchte mischen, mit 1 Teelöffel Sonnenblumenkernen oder gehackten Nüssen bestreuen. Der Fruchtsalat eignet sich (mit etwas Haferflocken und Sahne) als Frühstück, ebenso auch als Zwischenmahlzeit oder Dessert.
Japanisches Tofugemüse (4 Portionen)	1 Esslöffel Olivenöl, 50 Milliliter Sojasauce, 50 Milliliter Gemüsebrühe, einige Tropfen Worcestersauce, 1 Esslöffel Honig, 1 Teelöffel Ingwer, 1 Prise Pfeffer und 3 gepresste Knoblauchzehen zu einer Marinade verrühren und 300 Gramm gewürfelten Tofu 3 Stunden darin ziehen lassen. In einer Pfanne 2 Esslöffel Pflanzenöl erhitzen, 3 in feine Ringe geschnittene Frühlingszwiebeln anbraten, 3 gehäutete und gewürfelte Tomaten leicht salzen und mitdünsten, anschließend beides in eine Auflaufform geben. Je 250 Gramm Brokkoli und Zucchini, in kleine Stücke geschnitten, 4 Minuten in kochendem Salzwasser blanchieren, abtropfen lassen und zusammen mit den marinierten Tofuwürfeln auf der Zwiebel-Tomaten-Mischung verteilen. Im Backofen 10 Minuten zugedeckt garen.
Intensivquark (1 Portion)	2 Knoblauchzehen abziehen und mit der Messerspitze in etwas Salz zerdrücken. 1 Zwiebel abziehen und sehr fein hacken, 2 Esslöffel Brunnenkresse ebenfalls fein hacken. Alle Zutaten gut vermischen und mit 250 Gramm Quark (20 % F. i. Tr.) sowie 2 Esslöffeln Milch glatt rühren.

Husten

Was versteht man darunter?

Die gewöhnliche Erkältung geht mit zunächst unproduktivem Reizhusten (ohne Schleimproduktion) und später produktivem Husten (mit Schleim und Auswurf) einher. Länger bestehender Husten und/oder verfärbter Auswurf muss ärztlich behandelt werden.

Heilende Lebensmittel

- **Knoblauch:** Die gesunde Knolle enthält Ajoen (eine der wirksamsten entzündungshemmenden Substanzen überhaupt), wirkt antibakteriell, lindert Hustenreiz und erleichtert das Abhusten.
- **Honig:** Der antibakteriell wirkende Honig lindert die Schmerzen im Hals-Rachen-Raum und fördert das Einschlafen.
- **Gewürze:** Chili, schwarzer Pfeffer, Paprika, Peperoni, Senf, Gelbwurz, Meerrettich und Brunnenkresse verdünnen das Lungensekret, fördern die Schleimproduktion und erleichtern das Abhusten (nicht anwenden, wenn man schon stark verschleimt ist!).

In der asiatischen Medizin ist frischer Ingwer ein altbewährtes Hustenmittel. Der orientalische Schwarzkümmel hilft auch bei chronischem Husten, Bronchitis und Asthma. Da der Appetit bei Krankheit oft nicht groß ist, sollte man diese Gewürze auch zur Vorbeugung unauffällig in den Speiseplan aufnehmen.

- **Tees und Säfte:** Reichliche Flüssigkeitszufuhr ist wichtig, denn der Körper braucht Wasser als »Lösemittel«, um das für die Ausscheidung der Keime erforderliche Hustensekret produzieren zu können.

Diese wichtige Funktion wird durch Teekräuter verstärkt (Eibisch, Isländisch Moos, Spitzwegerich und Primelwurzel bei Reiz- oder krampfartigem Husten, Thymian, Lindenblüten, Anis, Holunderblüten und Fenchel bei Husten mit Schleimproduktion). Außerdem eignen sich naturreine Fruchtsäfte.

- **Ebereschensaft und Sanddornmarmelade:** Die wertvollen Vitamin-C- und Vitamin-A-Lieferanten unterstützen die Regeneration der gereizten Schleimhaut, sind aber weniger säurehaltig als Zitrusfrüchte.

Tipp

Zur Vermeidung zu trockener Heizungsluft im Winter sollte man Wasser auf den Heizkörpern verdunsten lassen (am besten Aromaöle zugeben).

Heilende Nahrung bei Husten	
Hustentee	1 Esslöffel Schwarzkümmelsamen, je 1 Teelöffel Süßholz, Kamillenblüten und Anis fein mahlen bzw. mörsern und mit 1 Tasse (ca. 200 Milliliter) heißem Wasser aufgießen. 10 Minuten zugedeckt ziehen lassen. Dieser Tee eignet sich zum Trinken (3-bis 4-mal täglich) und zum Inhalieren.
Rettichsaft	1 mittelgroßen Rettich längs aushöhlen, mit 5 Esslöffeln Honig füllen und 4 bis 5 Stunden ziehen lassen. Den Rettich kopfüber in eine Schüssel stellen und den Honig mit dem Rettichwasser ausfließen lassen. Täglich 3 Esslöffel einnehmen.
Knoblauch-Käse-Creme (2 Portionen)	1 Knoblauchknolle ca. 12 Minuten im Backofen bei schwacher Hitze backen, abkühlen lassen, abziehen und mit der Messerspitze in etwas Salz zerdrücken. 50 Gramm Schafskäse zerkleinern, mit dem Knoblauch und 50 Gramm Quark verrühren. Mit Brunnenkresse und 1 fein gehackten Zwiebel würzen. Die Knoblauch-Käse-Creme eignet sich als Brotaufstrich oder Salatdressing.
Grüne Bohnen mit Knoblauch (2 Portionen)	500 Gramm grüne Bohnen in kochendem Salzwasser mit Bohnenkraut ca. 20 Minuten weich kochen, anschließend abseihen. In einer beschichteten Pfanne 1 Esslöffel Olivenöl erhitzen und 4 in Salz zerdrückte Knoblauchzehen kurz darin anrösten. Unter den gegarten Knoblauch die Bohnen mengen.
Sanddornmark	1 Kilogramm sehr reife Sanddornbeeren gründlich waschen und durch eine Presse drücken. Das Mark hält sich mehrere Tage und trägt zur Schleimhautregeneration bei.

Immunstörungen und Allergien

Was versteht man darunter?

Infektanfälligkeit und Abwehrschwäche sind Folge einer zu schwachen Immunreaktion, Allergien werden durch eine überschießende Immunantwort hervorgerufen. Harmlose körperfremde Stoffe gelten plötzlich als »feindlich«. Bei Autoimmunkrankheiten werden sogar körpereigene Substanzen vom Immunsystem bekämpft.

Heilende Lebensmittel

- **Flavonoide:** Vor allem das Flavonoid Querzetin hemmt die Freisetzung des Entzündungsstoffs Histamin, d. h., die allergische Entzündungsreaktion der Haut oder Schleimhaut (Rötung, Nasenlaufen, Tränenfluss) fällt weniger stark aus, eventuell unterbleibt sie sogar ganz. Querzetinreich sind Zwiebeln, Grünkohl, grüne Bohnen, Äpfel (ungeschält), Kirschen und Brokkoli. Wertvoll sind auch die Flavonoide des grünen Tees.
- **Magnesium:** Das Spurenelement kann Entzündungsreaktionen lindern oder verhindern. Magnesiumlieferanten sind Vollkornprodukte, Nüsse, Samen und Hülsenfrüchte.
- **Radikalefänger A-C-E:** Das Provitamin A ist in Möhren und anderen gelben oder orangefarbenen Obst- und Gemüsesorten (gelbe Paprika, Kürbisse, Aprikosen, Mangos und Honigmelonen) enthalten. Reich an Vitamin C sind Acerola, Guaven, Schwarze Johannisbeeren, Kiwis, Papayas, Orangen, Zitronen, Grapefruits und grüne Paprika. Zur Vitamin-E-Versorgung sind vor allem Vollkornprodukte, Nüsse, Avocados und Pflanzenöl wichtig.
- **Milchsäure:** Probiotischer Joghurt und das Milchsäuregetränk Kombucha sorgen für eine gesunde Darmflora und somit für ein intaktes Immunsystem.
- **Exoten:** Schwarzkümmel und Shiitakepilze haben auch in wissenschaftlichen Untersuchungen ihre das Immunsystem stabilisierende Wirkung bewiesen.

Tipp

Speziell bei Heuschnupfen kann Blütenpollen vorbeugend zur »Impfung« eingesetzt werden und als Therapeutikum für Linderung sorgen.
Man sollte jedoch mit einer kleinen Dosis (täglich 1 Teelöffel) beginnen, denn in seltenen Fällen kann es zu einer Überreaktion kommen.

Heilende Nahrung bei Immunstörungen und Allergien	
Apfelfrühstück (1 Portion)	2 Äpfel waschen, mit der Schale klein schneiden und 1 Teelöffel Zitronensaft darüber träufeln. 1 Möhre fein raspeln, 1 mit der Gabel zerdrückte Banane, 1 Esslöffel Haferflocken und 150 Gramm Joghurt untermischen.
Grünkohlsalat (2 Portionen)	500 Gramm Grünkohl putzen, waschen, trockenschwenken, in Streifen schneiden und 4 Minuten in kochendem Salzwasser blanchieren. 1 Zwiebel fein hacken und in 2 Esslöffeln Fett (halb Butter, halb Olivenöl) glasig dünsten. Mit 1 Esslöffel gemahlenem Kümmel würzen, 1 Esslöffel Milch angießen und unter den Grünkohl mengen.
Melonendessert (4 Portionen)	Aus 1 großen Galiamelone die Kerne sorgfältig herauslösen und mit einem Pariser Löffel kleine Kugeln aus dem Fruchtfleisch stechen. In Dessertgläser geben und mit einigen Mangoscheiben garnieren. Zum Schluss ein Sahnehäubchen und gehackte Pistazien darauf setzen.
Bohneneintopf mit Kürbis (4 Portionen)	250 Gramm weiße Bohnen mit reichlich Wasser bedecken, etwas Salz sowie 2 Stängel Salbei hinzufügen und 90 Minuten zugedeckt kochen. 600 Gramm Kürbis in Spalten schneiden, den Innenteil und die Kerne entfernen, das Fruchtfleisch würfeln. 5 Schalotten vierteln. 750 Milliliter Gemüsebrühe erhitzen und die Schalotten 10 Minuten darin ziehen lassen. Den Kürbis zugeben und weitere 10 Minuten garen. Bohnen abgießen, abtropfen lassen und hinzufügen. 300 Gramm Backobst klein schneiden, je 1/2 Bund Majoran und Petersilie hacken und über die Suppe streuen.

Konzentrationsstörungen

Was versteht man darunter?

Sowohl seelische als auch körperliche Probleme können die Konzentration beeinträchtigen. Die Gedanken schweifen ständig ab, man ist geistesabwesend und vergesslich.

Heilende Lebensmittel

»Brainfood«, d. h. Nahrung für den Geist, gibt es aus vielen Quellen.

- **Zucker:** Mehrfachzucker (u. a. Kartoffeln, Vollkornprodukte, Obst und Gemüse) sorgen für eine gleichmäßige Energiezufuhr.
- **B-Vitamine:** Die Vitamine B3 (Niazin), B9 (Folsäure) und B12 (Kobalamin) gelten als »Nervenvitamine«. Vitamin-B3-Lieferanten sind Bierhefe, Innereien, Erdnüsse, Vollkorngetreide, Thunfisch und Geflügel. Reich an Vitamin B9 sind Weizenkeime, Spinat, Sojabohnen, Leber, Eigelb, Linsen, Vollkorngetreide, Brokkoli und Blumenkohl. Vitamin B12 ist in Heringen, Makrelen, Leber, Austern, Ölsardinen, Forellen und Eigelb enthalten.
- **Magnesium:** Wichtige Lieferanten sind Vollkornprodukte, Nüsse, Samen, Hülsenfrüchte und Mineralwasser.
- **Eisen:** Da es unentbehrlich für den Nährstofftransport im Blut ist, sollten grünes Blattgemüse, Leber, Bierhefe, Weizenkeime, Samen, Hülsenfrüchte, Petersilie und Schnittlauch, Hafer, Kakaopulver und Trockenobst möglichst oft auf dem Speiseplan stehen. Eisen sollte immer mit Vitamin C kombiniert werden.
- **Tyrosin:** Diese Aminosäure unterstützt die Bildung von Botenstoffen im Gehirn. Wichtige Tyrosinlieferanten sind Geflügel, Milchprodukte, Hülsenfrüchte und Nüsse. Der Körper kann Tyrosin auch selbst herstellen, wenn er genügend Phenylalanin bekommt (in Form von Möhren, Roter Bete, Tomaten, Äpfeln und Ananas).
- **Keime und Sprossen:** Da sie zu den kompaktesten Vitalstofflieferanten zählen, sollte man regelmäßig gekeimte Sojabohnen oder Samen essen.
- **Ginkgo biloba:** Als Tee oder Pflanzenextrakt enthält Ginkgo wirksame Stoffe zur Vorbeugung und Behandlung altersbedingter Gehirnleistungsschwäche.

Tipp

Die Mahlzeiten sollten nicht zu üppig ausfallen. Außerdem ist körperliche Bewegung wichtig, um den Geist anzuregen.

Heilende Nahrung bei Konzentrationsstörungen	
Frühstück (1 Portion)	1 helles Vollkornbrötchen oder 2 Scheiben getoastetes Brot dünn mit Nussmus und Apfel-Dattel-Kraut bestreichen. Mit Apfelscheiben belegen. Der Brotaufstrich eignet sich hervorragend als Ersatz für industriell gefertigte Nusscreme; er ist gesünder und kalorienärmer.
Petersilienbrotaufstrich (2 Portionen)	2 Esslöffel fein gehackte, frische Petersilie mit 50 Gramm Fett verrühren. Dazu eignen sich besonders Margarine, eine Mischung aus gleichen Teilen Butter und Margarine oder vegetarischer Brotaufstrich (Fertigprodukt).
Sesam-Petersilien-Butter (8 Portionen)	2 Teelöffel Sesam in einer Pfanne ohne Fett bei mittlerer Hitze rösten, bis er leicht angebräunt ist. Vom Herd nehmen. 100 Gramm Sauerrahmbutter dazugeben und in der Pfanne schmelzen lassen. 1 Bund frische Petersilie fein hacken und in die Butter rühren, mit etwas Salz abschmecken. Dünn als Brotaufstrich verwenden.
Belegtes Brot (1 Portion)	2 Scheiben Roggen- oder Vollkornbrot mit Hüttenkäse bestreichen und mit frischem Schnittlauch belegen.
Abendessen (2 Portionen)	2 rote Rüben (Rote Bete) sowie 1 Apfel schälen und fein reiben, den Saft von 1 Zitrone darüber träufeln. Mit je 3 Esslöffeln Sonnenblumensprossen und Olivenöl, Salz, Pfeffer und frischer Petersilie im Mixer pürieren. Rote Bete eignet sich vor allem als Beilage zu Fleisch, Vollkornbrot und Käse und zu grünem Blattsalat.

Kopfschmerzen und Migräne

Was versteht man darunter?

Jede Form von chronischem Kopfschmerz muss vom Arzt untersucht werden, zumal er lange Zeit das einzige Symptom von Bluthochdruck sein kann.
Bei Migräne bestehen zusätzlich zum Kopfschmerz auch Sehstörungen, Übelkeit und Erbrechen. Migräneauslöser können Stress, rasches Absinken des Blutzuckerspiegels, hormonelle Veränderungen, Wetterwechsel, aber auch Nahrungsmittel (Schokolade, Käse, Rotwein, Portwein, Kaffee, Zitrusfrüchte, der Süßstoff Aspartam und andere Zusatzstoffe) sein.

Heilende Lebensmittel

Kopfschmerzen sind durch Nahrung nur bedingt beeinflussbar. Eine lindernde Wirkung ist vor allem von den Omega-3-Fettsäuren bekannt.

- **Omega-3-Fettsäuren:** Da die Fettsäuren vor allem in Fischöl (in Makrelen, Scholle oder anderem Seefisch) enthalten sind, sollte Fisch mindestens zweimal pro Woche auf dem Speiseplan stehen. In schweren Fällen können auch Fischölkapseln eingenommen werden.
- **Mehrfachkohlenhydrate:** Da sie langsamer gespalten und aufgenommen werden, helfen sie, den Blutzuckerspiegel auf konstantem Niveau zu halten. Günstig sind Vollkornprodukte, Kartoffeln und naturbelassenes Gemüse.
- **Wurzelgemüse:** Das Gemüse eignet sich insbesondere bei Migräne, die von Hautröte und Jucken begleitet ist.
Möglicherweise hilft dann eine tryptophanarme Ernährung, die aus Möhren, Rüben, Wurzeln (Pestwurz), Mais und Roggen besteht. Das Eiweiß Tryptophan ist in vielen Grundnahrungsmitteln enthalten (z. B. in Soja, Milchprodukten, Eiern, Fisch, Fleisch, Tomaten, Bananen und Nüssen).
- **Grüner Tee:** Wertvolle Flavonoide wirken antioxidativ und verbessern die Blutversorgung.
- **Magnesium:** Der Einsatz des Mineralstoffs ist speziell bei Kopfschmerz kurz vor Beginn der Menstruationsblutung sinnvoll. Er ist in Vollkornprodukten, Samen, Hülsenfrüchten und Mineralwasser enthalten.

Tipp

Eventuell kann die traditionelle chinesische Medizin helfen. Ein sehr wirksames Medikament wird aus Mutterkraut hergestellt.

Heilende Nahrung bei Kopfschmerzen und Migräne	
Pestwurztee	1 Teelöffel Pestwurz mit 1 Tasse kochendem Wasser übergießen, 10 Minuten bei schwacher Hitze kochen lassen, dann abseihen. Täglich maximal 3 Tassen trinken, jedoch nur bei akuten Beschwerden und keinesfalls länger als 4 Wochen.
Gebratene Scholle (4 Portionen)	4 Schollenfilets salzen, in Mehl wenden und in 50 Gramm heißem Fett (halb Butter, halb Pflanzenöl) auf beiden Seiten je etwa 6 Minuten braten. In der Zwischenzeit 100 Gramm Champignons putzen und klein schneiden. Den Fisch aus der Pfanne nehmen und warm stellen, im Bratfett die Pilze garen, zusammen mit der Sauce auf dem Fisch verteilen und mit reichlich fein gehackter Petersilie servieren.
Polenta (4 Portionen)	1 Liter leicht gesalzenes Wasser zum Kochen bringen, 300 Gramm Maisgrieß (Polenta) unter ständigem Rühren einlaufen lassen. 20 Gramm Butter unterrühren und den Grieß bei schwacher Hitze 10 Minuten ausquellen lassen. Passt zu Kidneybohnen, Rindfleisch und Blattsalaten.
Gekochte Maiskolben (4 Portionen)	8 junge ungeschälte Maiskolben in Salzwasser ca. 25 Minuten weich kochen, abtropfen lassen und die Blätter zurückschlagen. Mit etwas Butter servieren.
Möhrenrohkost (1 Portion)	2 kleine Möhren putzen und raspeln, 1 Apfel raspeln und mit etwas Zitronensaft beträufeln. Mit 1 Esslöffel Pflanzenöl oder Sahne anmachen und 1 Teelöffel geröstete Sonnenblumenkerne auf der Rohkost verteilen. Variante: Statt Möhren 1 rote Rübe (Rote Bete) raspeln.

Krebsvorbeugung

Bei der Entstehung eines bösartigen Tumors spielen viele Faktoren eine Rolle. Zum Teil sind diese Faktoren nicht genau bekannt, und auch die, die wir kennen, entziehen sich oft unserem Einfluss. Man kann das Risiko einer späteren Krebserkrankung zwar nie ganz ausschließen, aber man kann es durch Meiden der Risikofaktoren und durch eine gesunde Ernährung reduzieren. Bei einer schon bestehenden Erkrankung kann eine unterstützende Behandlung für erhebliche Besserung sorgen, eine alleinige Therapie durch Nahrung wäre jedoch nicht sinnvoll und sogar gefährlich.

Das sollte man wissen

Heute sind bestimmte Zusammenhänge zwischen Ernährung und Krebs bekannt, wobei zwischen den einzelnen Krebsarten unterschieden wird.

- *Bauchspeicheldrüsenkrebs:* Wichtige Schutzstoffe sind Vitamin C (Zitrusfrüchte), Karotine (vor allem Aprikosen und Möhren), außerdem Sojabohnen, Kichererbsen und andere Hülsenfrüchte.
- *Blasenkrebs:* Zur Vorbeugung günstig sind Karotine (Möhren sowie die grünen Blattgemüse Brokkoli, Spinat, Kohl, Grünkohl und Rosenkohl) und Milch.
- *Brustkrebs:* Man kann sich schützen durch ungesättigte Fettsäuren, Vitamin A bzw. Karotin, Sojaprodukte, Joghurt (jedoch auf Käse und fettreiche Milchprodukte verzichten), Kohl, Meerrettich, Senfsprossen, Algen und Shiitakepilze.
- *Dickdarmkrebs:* Wichtige Schutzstoffe sind Obst und Gemüse (vor allem die grünen Blattgemüse Brokkoli, Spinat, Kohl, Grünkohl und Rosenkohl), Ballaststoffe (Vollkornprodukte), Joghurt mit Azidophiluskulturen, Algen, Kalzium, Vitamin D und E.
- *Gebärmutterhalskrebs:* Vitamin C, Vitamin B1 und B6 sowie Folsäure können vor einer Erkrankung schützen.
- *Hautkrebs:* Hier können Vitamin A bzw. Karotine sowie Kalzium schützen.
- *Kehlkopfkrebs:* Vitamin C, grüne und gelbe Gemüsesorten und der Verzicht auf das Rauchen senken das Risiko.

Krebsvorbeugung

- *Lungenkrebs:* Vitamin A bzw. Karotine (grünes Blattgemüse, Möhren und Aprikosen), Vitamin C und Verzicht auf Rauchen sind wichtige Mittel zur Vorbeugung.
- *Magenkrebs:* Wichtig zur Vorbeugung sind Vitamin C sowie Krautsalat, rohe Möhren, Blattsalate, Kürbisse, Zwiebeln, Milch und Auberginen.
- *Prostatakrebs:* Zur Vorbeugung sollte man regelmäßig Sojaprodukte, Möhren, Tomaten, Rosenkohl, Brokkoli und Blumenkohl essen.
- *Speiseröhrenkrebs:* Alle gelben und grünen Gemüse können schützen, außerdem Äpfel, Melonen, Trauben, Pflaumen und Kürbisse.

Die sekundären Pflanzenstoffe

Die Vitamine A, C und E sowie die Spurenelemente Selen, Zink, Mangan, Eisen und Kupfer wirken antioxidativ, d. h., sie fangen schädliche Stoffwechselradikale ein, haben also eine wichtige zellschützende und Krebs vorbeugende Funktion.
Einige sind isoliert in Form von Fertigpräparaten oder Säften verfügbar. Ein Schattendasein führen aber immer noch diejenigen Substanzen, die – in oft sehr geringer Dosis – nur in unseren natürlichen Lebensmitteln enthalten sind, und die man früher für nutzlos oder sogar schädlich hielt (in hoher Konzentration sind sie auch schädlich) und mit denen wir bei einseitiger, vor allem industriell verarbeiteter Kost oft unterversorgt sind.
Ihre zellschützende Funktion ist inzwischen bekannt, aber noch nicht restlos erforscht, und vor allem nimmt man an, dass diese so genannten sekundären Pflanzenstoffe erst in Kombination mit ganz bestimmten anderen Substanzen, wie sie kein Labor dieser Welt, sondern nur die natürliche Nahrung bietet, zur Wirkung kommen.
Es gibt mehrere Tausend sekundäre Pflanzenstoffe, hier einige der (nach heutigem Kenntnisstand) wichtigsten:

- *Karotinoide bzw. Karotine:* chemische Vorstufe von Vitamin A. Am bekanntesten ist das Beta-Karotin (z. B. in Möhren), aber auch das Lykopin von Tomaten zählt zu dieser Stoffgruppe.

Krebsvorbeugung

- *Saponine:* in Weizen, Hülsenfrüchten, Knoblauch und Zwiebeln enthalten.
- *Sulfide:* vor allem in Zwiebeln und Knoblauch enthalten.
- *Flavonoide:* hauptsächlich in den Randschichten und Pflanzenblättern enthalten. Lieferanten sind u. a. Blattsalate, grüner Tee, ungeschältes Obst und Gemüse, Rotwein.
- *Ellagsäure:* kommt vor allem in Beeren und Nüssen vor.
- *Glukosinolate:* Lieferanten sind die Kreuzblütler Meerrettich, Kohl, Kresse und Senfsprossen.
- *Querzetin:* enthalten in Zwiebeln, Grünkohl, grünen Bohnen, Äpfeln, Kirschen, Brokkoli und Rotwein.
- *Protease-Inhibitoren:* kommen in Getreide, Nüssen, Samen, Hülsenfrüchten und Kartoffeln vor.
- *Phytinsäure:* befindet sich in den Randschichten von Getreide sowie in Nüssen, Samen und Hülsenfrüchten.

Wichtigster Schutzstoff in tierischer Nahrung sind Fischöle (Omega-3-Fettsäuren), vor allem in Makrelen, Lachs, Hering und Sardinen.

Täglicher Schutz

Eine eindeutige »Hitliste« mit Rangfolgen lässt sich nicht erstellen, zumal der Schutz vor den verschiedenen Krebsformen unterschiedlich ist. Doch sollten die folgenden Lebensmittel regelmäßig auf Ihrem Speiseplan stehen, denn von ihnen ist eine vor Krebs schützende Wirkung nachgewiesen.

- Algen
- Aprikosen
- Brokkoli
- Brombeeren
- Brunnenkresse
- Erdbeeren
- Gelbe Zwiebeln
- Grüne Bohnen
- Grünkohl
- Himbeeren
- Kichererbsen
- Knoblauch
- Kohlrabi
- Kopfsalat
- Kürbisse
- Leinsamen
- Meerrettich
- Möhren
- Pekannüsse
- Pinienkerne
- Rosenkohl
- Rotkohl
- Schwarzkümmel
- Shiitakepilze
- Sojabohnen
- Tomaten
- Walnüsse

Krebsvorbeugung

Shiitake, Algen und Schwarzkümmel

Die drei Exoten, die mittlerweile auch bei uns problemlos zu bekommen sind, sind nicht nur schmackhaft und bereichern unsere Küche – sie fördern auch unsere Gesundheit.

- **Shiitake** heißt ein in Japan und China schon seit langem bekannter und geschätzter Speisepilz. Er ist zur Krebsprophylaxe so wichtig, weil er durch den Wirkstoff Lentinan die Interferonbildung steigert und auf diese Weise das Immunsystem stabilisiert.
Rezept (4 Portionen): 400 Gramm Shiitakepilze (erhältlich im Asienladen oder im gut sortierten Gemüsegeschäft) putzen, leicht abbrausen und mit einem Papiertuch trockentupfen.
In einer Pfanne 2 Esslöffel Sonnenblumenöl erhitzen und die Pilze (unzerkleinert) etwa 10 Minuten dünsten, eventuell etwas Wasser oder zur Hälfte Wasser und Weißwein zugeben. Die Pilze wenden, nochmals 1 Esslöffel Sonnenblumenöl zugeben und weitere 5 Minuten dünsten. Mit Salz, Pfeffer und Weißwein abschmecken, mit etwas Milch oder Sahne binden.

- **Algen** bzw. Seetang sind eine wichtige Eiweißquelle. Es gibt verschiedene Sorten, z. B. Wakame, Nori, Mekabe, Kombu, Laminaria, Arame, Rot- und Braunalgen. Algen sind ein echtes Konzentrat von Bioaktivstoffen (u. a. auch Jod, Magnesium, Mangan, Eisen, Kupfer und Kalzium). Der vor Krebs schützende Wirkstoff ist Fukoidan.
Rezept (4 Portionen): 300 Gramm getrocknete Algen 15 Minuten in Wasser einweichen, 15 Minuten im Einweichwasser kochen, dann abtropfen lassen. 50 Gramm Butter in der Pfanne zerlassen, die gegarten Algen kurz darin schwenken und mit Pfeffer abschmecken.

- **Schwarzkümmel** stammt ursprünglich aus Ägypten. Er sieht aus wie schwarzer Sesam und wird oft auf Fladenbrot gestreut. Seine vor Krebs schützende Wirkung beruht vermutlich auf dem Zusammenspiel verschiedener Inhaltsstoffe.
Rezept (4 Portionen): 2 Esslöffel Schwarzkümmelsamen im Mörser zerstoßen und mit 1 Teelöffel Olivenöl langsam anrösten.

Magen-beschwerden

Was versteht man darunter?

Magenprobleme wie Druck und Schmerz, Völlegefühl und Übelkeit können durch Medikamente hervorgerufen sein, sie sind Zeichen einer »harmlosen« Störung wie Reizmagen, Symptome einer meist durch ein Bakterium hervorgerufenen Magenschleimhautentzündung (Gastritis) oder eines Geschwürs (Ulkus). Beschwerden, die sich nach zwei Wochen nicht bessern, müssen vom Arzt behandelt werden.

Heilende Lebensmittel

Bei Magenbeschwerden ist eine säurearme und basenreiche Nahrung wichtig.

- **Basen:** Kartoffeln, Möhren und gekochte grüne Bananen wirken Basen bildend und sind hervorragende Säurepuffer.
- **Schleimstoffe:** Isländisch Moos und Leinsamen bilden Schleimstoffe, die sich wie ein Wundpflaster über die Magenschleimhaut legen.
- **Haferflocken:** Auch sie bilden schützende Schleimstoffe.
- **Pektine:** Die wirksamen Schleimhautschutzstoffe sind vor allem in süßen Äpfeln, Bananen und Himbeeren enthalten.
- **Vitamin C:** Das Vitamin stärkt das Immunsystem, aber man sollte nur säurearmes und reifes Vitamin-C-haltiges Obst wie z. B. Kiwis, Klementinen, Erdbeeren, oder Papayas essen. Ansonsten sind Rohkost und rohe Säfte oft unbekömmlich. Gemüse sollte schonend gegart werden.
- **B-Vitamine:** Da sie vor allem bei nervösen Magenbeschwerden helfen, sollten Vollkornprodukte, Weizenkeime, Sonnenblumenkerne, Nüsse, Bierhefe, Melasse, mageres Fleisch, Sojabohnen, Fisch, Spinat und Avocados regelmäßig gegessen werden.
- **Kalmuswurzel:** Ab und zu ein Stück Kalmus zu kauen hilft insbesondere bei Übelkeit (jedoch kein Dauergebrauch!).
- **Heilwasser:** Man trinkt davon ein Glas vor dem Essen. Während des Essens verzichtet man auf Getränke, vor allem auf kohlensäurehaltige Limonaden oder Colagetränke.

Kamillentee und Süßholztee (Lakritze in kleinen Mengen, kein Dauergebrauch!) beruhigen den Magen.

Tipp

Essen Sie nicht zu viel durcheinander. Meiden Sie vor allem auch scharfe Speisen und hochprozentigen Alkohol.

Heilende Nahrung bei Magenbeschwerden	
Basensuppe (Tagesportion)	2 bis 3 Kartoffeln schälen und in kleine Würfel schneiden. Die Kartoffelwürfel mit 2 Teelöffeln Leinsamen und 2 Teelöffeln zerkleinertem Kümmel in 2 Liter Wasser kochen, bis die Kartoffeln weich sind. Die Suppe im Lauf des Tages essen, die erste Portion (durchgeseiht als Trinkbrühe) am besten schon morgens auf nüchternen Magen.
Kartoffelpüree (2 Portionen)	500 Gramm mehlig kochende Kartoffeln schälen, in Stücke schneiden und in leicht gesalzenem Wasser weich kochen. Das Wasser abgießen, die Kartoffeln etwas abkühlen lassen und mit 30 Gramm zerlassener Butter und ca. 300 Milliliter Milch im Mixer pürieren. Das Kartoffelpüree vor dem Servieren mit Muskat abschmecken.
Avocadocreme (2 Portionen)	Das Fruchtfleisch von 1 reifen Avocado mit der Gabel fein zerdrücken, mit 1 Teelöffel Zitronensaft, je 1 Prise Jodsalz und Kräutersalz, 1 Prise Zucker, 1 Teelöffel Bierhefeflocken und 2 Esslöffeln Sauerrahm verrühren. Die Avocadocreme passt zu blanchiertem Spinat, Toastbrot und Blattsalaten.
Indisches Bananendessert (2 Portionen)	3 Bananen schälen und in dünne Scheiben schneiden. 1 Esslöffel Ghee (indisches »Backschmalz«, kann durch gewöhnliche Butter ersetzt werden) in der Pfanne erhitzen und 1 Teelöffel Kreuzkümmel langsam darin anrösten. Die Bananenscheiben, 1 Teelöffel gemahlenen Ingwer, 1 Prise Zimt, 1 Prise Salz und 2 Esslöffel Wasser hinzufügen und 3 Minuten garen. Zum Schluss 100 Milliliter Sahne einrühren.

Nervosität

Was versteht man darunter?

Nicht nur seelische Störungen (Angst, Unruhe, Schlaflosigkeit) sind Folge nervlicher Überlastung, oft kommt es auch zu körperlichen Beschwerden (Zittern der Hände oder der Augenlider, übermäßige Schweißbildung, Magenverstimmung, Herzrasen).

Heilende Lebensmittel

- **Eiweiß:** Das Frühstück sollte reich an Eiweiß sein (Eier, Milch oder Joghurt).
- **Grüner Tee:** Der Tee sorgt für Wachheit und Konzentration, ohne aufzuputschen.
- **Kohlenhydrate:** Stärkereiche Mahlzeiten (Kartoffeln, Nudeln, Reis) sollte man auf den Abend verlegen.
- **»Nervenvitamine«:** Für die Versorgung mit Vitamin B3 (Niazin) wichtig sind Lachs, Hülsenfrüchte (weiße Bohnen, Erbsen, Linsen, Mungobohnen, Soja), Bierhefe, Innereien, Thunfisch, Nüsse, Samen, bestimmte Pilze (Champignons, Pfifferlinge, Steinpilze) und Fleisch.
Reich an Vitamin B9 (Folsäure) sind vor allem Weizenkeime, Avocados, Spinat, Sojabohnen, Leber, Eigelb, Linsen, Samen, Vollkorngetreide, Brokkoli und Blumenkohl.
Vitamin-B12-(Kobalamin)-Lieferanten sind Heringe, Makrelen, Leber, Austern, Ölsardinen, Forellen, Aale und Eigelb. Inositol ist ein B-Vitamin, das der Körper selbst herstellen kann, wenn die anderen B-Vitamine in ausreichender Menge vorhanden sind.
- **Magnesium:** Nervöse Menschen leiden oft an Magnesiummangel. Wichtig für die Versorgung mit dem Mineralstoff sind Vollkornprodukte, Samen (Sonnenblumenkerne), Hülsenfrüchte und magnesiumreiches Mineralwasser.
- **Sonnenblumenkerne:** Die köstlichen Samen sind echte Nervennahrung, denn außer Vitamin B12 enthalten sie alles, was die Nerven brauchen.
- **Cholin:** Dieser wichtige Baustoff für Nervenbotenstoffe ist in Vollkornprodukten, Nüssen, grünem Gemüse und Hülsenfrüchten enthalten.
- **Tees:** Aus Johanniskraut, Ginseng, Baldrian und Kava-Kava zubereitet, wirken sie angstlösend und nervenberuhigend.

Tipp

Suchen Sie nach den Ursachen Ihrer Nervosität, schaffen Sie sich Freiräume und Freizeit – auch genügend Zeit und Raum für die Mahlzeiten.

Heilende Nahrung bei Nervosität	
Avocadosalat (2 Portionen)	1 reife Avocado der Länge nach halbieren, die eine Hälfte des Fruchtfleischs mit der Gabel fein zu Mus zerdrücken, die andere Hälfte in dünne Halbmonde schneiden. Das Avocadomus mit einem Dressing aus 1 Teelöffel Balsamicoessig, 1 Esslöffel Olivenöl, je 1 Prise Jodsalz und Kräutersalz, 1 Prise Zucker und 2 Esslöffeln Sauerrahm verrühren. 2 Tomaten in dünne Scheiben schneiden, die Avocadoscheiben darauf anrichten, das Mus verteilen. Mit je 2 Esslöffeln gehackten Paranüssen, Walnüssen und 1 Esslöffel gerösteten Sonnenblumenkernen bestreuen. Dazu passen helles Sonnenblumenbrot und Blattsalate.
Nachmittagstee	Je 1 Teelöffel Johanniskraut und Baldrianwurzel mit 200 Milliliter kochendem Wasser übergießen und zugedeckt 10 Minuten ziehen lassen. Dann abseihen. Von diesem Tee täglich 2 Portionen trinken, die letzte kurz vor dem Schlafengehen. Variante: Um den strengen Geschmack etwas zu mildern, zusätzlich 10 Gramm Orangenschale in die Teemischung geben.
Sonnenblumenkernbrot	1 Päckchen Trockenhefe mit 1 Teelöffel braunem Zucker und 1/2 Tasse lauwarmem Wasser verrühren. An einem warmen Ort etwa 15 Minuten gehen lassen. Den Vorteig mit 400 Milliliter Wasser, 500 Gramm Weizenmehl, 2 Teelöffeln Salz und 100 Gramm Sonnenblumenkernen verkneten. An einem warmen Ort nochmals 30 Minuten gehen lassen. Den Teig durchkneten und einen ovalen Laib formen. Nochmals 30 Minuten gehen lassen und im Backofen bei 200 °C ca. 50 Minuten backen.

Neurodermitis und Ekzeme

Was versteht man darunter?

Kinder und junge Erwachsene sind besonders häufig von Ekzemen mit Rötung, Juckreiz und Schuppung, vor allem im Gesicht und an den Streckseiten der Arme, betroffen. Erbliche Vorbelastung spielt bei der Entstehung eine Rolle, jedoch auch Klima, Lebensweise, Ernährung und seelische Belastungen.

Heilende Lebensmittel

Einen bestimmten Diätplan gibt es nicht, da die Ernährung individuell abgestimmt werden muss. Lebensmittel, von denen man weiß, dass sie Allergien auslösen (Nüsse, Milch, Käse, Erdbeeren, Tomaten), sollte man durch eine »Weglassdiät« austesten.

- **Naturbelassen:** Obst, Gemüse und Getreide aus kontrolliert biologischem Anbau haben eine geringe Schadstoffbelastung. Konservierungs- und Farbstoffe sollte man meiden.
- **Basisch:** Säurereiche Kost schadet der Haut und beeinträchtigt deren Schutzfunktion. Die Nahrung sollte daher basenreich sein (Kartoffeln, Wurzel- und Blattgemüse, süßes Obst und Getreide). Gut verträgliche Grundnahrungsmittel für Neurodermitiker sind Kohl, Erbsen, Fenchel, Möhren, Spinat, Lauch, Zucchini, Sojasprossen, Gurken, Schwarzwurzeln, Avocados, Kopfsalat, Feldsalat, Endivien, Bananen, süße Äpfel, Birnen und Melonen.
Den Fettbedarf decken Sie am besten mit Sauerrahmbutter, kaltgepresstem Oliven- und Sonnenblumenöl sowie mit milch- und eifreier Margarine.
- **Soja:** Sojamilch ist ein hochwertiger Ersatz bei Milchunverträglichkeit. Etwa jeden zweiten Tag isst man tierisches Eiweiß in Form von Rindfleisch, Kalbfleisch, Geflügel oder magerem Fisch.
- **Tees:** Gesunde Getränke sind grüner und Rotbuschtee, Haut- und Blutreinigungstees (z. B. Brennnessel, grüner Hafertee, Pfefferminz- oder dünner Kamillentee). Günstig sind außerdem Heilwasser und kochsalzarmes Mineralwasser.

Tipp

Einen legendären Ruf haben das Kleopatrabad (1/2 Liter Olivenöl in das 35 bis 38 °C warme Vollbad geben) und Präparate aus Nachtkerzenöl. Auch ein Bad mit Salz aus dem Toten Meer kann die Beschwerden lindern.

Heilende Nahrung bei Neurodermitis und Ekzemen	
Fenchelsalat (2 Portionen)	1 Apfel schälen und das Fruchtfleisch fein raspeln. Mit 50 Milliliter Apfelsaft, 2 Esslöffeln Sonnenblumenöl und 1 Prise Salz anmachen. 1 Fenchelknolle putzen und waschen, das Fenchelgrün abschneiden, fein wiegen und beiseite stellen. Die Fenchelknolle halbieren, in sehr dünne Streifen schneiden, in das Apfeldressing geben und mit Fenchelgrün garnieren.
Gemüsebratlinge (4 Portionen)	150 Gramm Brokkoliröschen und 150 Gramm klein geschnittene Möhren in 350 Milliliter leicht gesalzenem Wasser weich dünsten. 150 Gramm Grünkern grob schroten, zum gegarten Gemüse geben, kurz aufkochen und 10 Minuten quellen lassen. Das Gemüse mit der Gabel zerdrücken, 2 Esslöffel Sesam auf einem Teller verteilen, aus der Gemüsemasse kleine Bratlinge formen und im Sesam wenden. Die Gemüsebratlinge in einer Pfanne in 4 Esslöffeln zerlassener Sauerrahmbutter auf beiden Seiten etwa 5 Minuten braten.
Rosa Kartoffeln (4 Portionen)	800 Gramm Kartoffeln waschen und in der Schale garen. 1 Blumenkohl putzen, waschen, zerteilen und in leicht gesalzenem Wasser 7 bis 10 Minuten kochen. 100 Gramm Rote Bete fein reiben, mit 1 gegarten und geschälten Kartoffel und einigen Blumenkohlröschen, 200 Milliliter Blumenkohlwasser, 2 Esslöffeln Olivenöl und Salz mischen. Das Dressing unter die gepellten und in Scheiben geschnittenen Kartoffeln ziehen und mit Blumenkohlröschen garnieren. Die rosa Kartoffeln passen zu Ziegenhartkäse.

Osteoporose

Was versteht man darunter?

Oft sind Frauen nach den Wechseljahren aufgrund ihrer besonderen hormonellen Situation (sinkender Östrogenspiegel) betroffen. Wirklich sinnvolle Vorbeugung ist nur in jungen Jahren möglich und notwendig.

Heilende Lebensmittel

- **Milch:** Wer in seiner Jugend viel Milch getrunken hat, ist im Alter weniger anfällig für Osteoporose. Milch wirkt im Allgemeinen besser als das isolierte Kalzium; man nimmt daher an, dass darin ein zusätzlicher »Milchfaktor« enthalten ist. Dasselbe gilt auch für Milchprodukte (Joghurt, Quark und Hartkäse).
- **Kalzium:** Um im Alter optimal geschützt zu sein, ist eine ausreichende Zufuhr dieses wichtigsten Mineralstoffs für die Knochen zwischen dem 25. und dem 35. Lebensjahr erforderlich. Besonders kalziumreich sind Milch und Grünkohl. Einige Inhaltsstoffe blockieren die Kalziumaufnahme, vor allem Oxalsäure (z. B. in Spinat, Mangold, Roter Bete, Schwarztee, Kakaopulver, Rhabarber), Phytinsäure (z. B. in Weizenkleie) und Phosphat (z. B. in Colagetränken, Fischstäbchen, Schmelzkäse, Hülsenfrüchten). Sie sollten zeitlich versetzt zu kalziumhaltigen Speisen gegessen werden.
- **Günstiger Quotient:** Nur die Lebensmittel sind zu empfehlen, die Kalzium und zugleich keine blockierenden Inhaltsstoffe enthalten. Es eignen sich frische Küchenkräuter (Basilikum, Bohnenkraut, Dill, Kerbel, Kresse, Majoran, Oregano, Petersilie, Pfefferminze, Rosmarin, Schnittlauch und Thymian), Samen (Leinsamen, Mohn, Sesam) und bestimmte Backwaren (Printen, Nussecken, Mohnkuchen).
- **Vitamin D:** Das Vitamin fördert den Transport von Kalzium in die Knochen und ist in Fisch, Butter, Käse, Milch und Margarine enthalten. Der Körper kann aber auch selbst Vitamin D bilden, wenn er mäßig, aber regelmäßig Sonnenlicht bekommt.
- **Zitronensäure:** Die Säure bietet eine Alternative für Menschen, die auf Milch und Milchprodukte verzichten (müssen). Sie ist in Zitrusfrüchten enthalten und sorgt ebenfalls für eine bessere Kalziumaufnahme.

Tipp

Bewegen ohne zu belasten ist ein wesentliches Mittel, um auch im Alter die Knochen gesund zu erhalten.

Heilende Nahrung bei Osteoporose	
Tsatsiki (2 Portionen)	250 Gramm Magerquark, 2 Esslöffel Milch und 250 Milliliter Kefir glatt rühren. 3 Knoblauchzehen mit der Messerspitze in etwas Salz zerdrücken und zusammen mit 1 kleinen geraspelten Salatgurke und reichlich fein gewiegten frischen Kräutern (z. B. Schnittlauch, Thymian, Petersilie) in die Quarkmasse mischen. Passt zu Pellkartoffeln und Folienkartoffeln.
Grünkohlauflauf (2 Portionen)	500 Gramm Grünkohl putzen (welke Blätter, Strunk und grobe Rippen entfernen), waschen, trockenschwenken, in Streifen schneiden und anschließend 4 Minuten in kochendem Salzwasser blanchieren. Abkühlen lassen und im Mixer oder mit dem Pürierstab pürieren, mit 1 Esslöffel Kümmel und 1 Prise Pfeffer würzen. 500 Gramm gekochte Kartoffeln pellen, in Scheiben schneiden und in eine Auflaufform geben, den pürierten Grünkohl untermischen. Für die Sauce 1 Esslöffel Butter in einer Pfanne erhitzen, mit Mehl bestäuben, mit 1/8 Liter Gemüsebrühe und 1/4 Liter Milch aufgießen und gut verrühren. Die Sauce über die Gemüsemischung gießen, mit 80 Gramm geriebenem Käse (Emmentaler) bestreuen und im Backofen bei 180 °C ca. 15 Minuten überbacken.
Fruchtsalat (2 Portionen)	1 Orange schälen und die Spalten in kleine Würfel schneiden. 1 Apfel raspeln, 1 Banane in dünne Halbmonde schneiden und mit 1 Esslöffel Zitronensaft beträufeln. Je nach Vorliebe den Fruchtsalat mit Sonnenblumenkernen, Sesam, Sahne oder Joghurt abschmecken.

Prämenstruelles Syndrom (PMS)

Was versteht man darunter?

Die Beschwerden treten im letzten Drittel des Monatszyklus auf und steigern sich bis zum Beginn der Monatsblutung.
Die betroffenen Frauen leiden oft an Stimmungsschwankungen, Gewichtszunahme, aufgequollenem Gesicht, Kopf-, Brust- und Rückenschmerzen, erhöhter Anfälligkeit für Pilz- oder Herpesinfektionen.

Heilende Lebensmittel

Oft sorgt schon die Einschränkung des Salzverzehrs für spürbare Besserung. Nach neueren Erkenntnissen scheint speziell Vitamin B6 (Pyridoxin) zur Linderung der Beschwerden wichtig zu sein.

- **Pyridoxin:** Zur ausreichenden Versorgung sollten regelmäßig Nüsse und Samen, Sojabohnen, Avocados, Bananen, Sultaninen, Mangos, Feldsalat, Spinat, Thunfisch, Sardinen und Sardellen, Makrelen und Heringe (möglichst salzarm) und ab und zu auch Hummer auf dem Speiseplan stehen.
- **Gamma-Linolensäure:** Aus der ungesättigten Fettsäure wird im Körper ein hormonähnlicher Stoff hergestellt, der die Beschwerden deutlich lindert. Sie ist in allen pflanzlichen Samen enthalten, sowie in Borretsch und Nachtkerze (als Fertigprodukt erhältlich), Speisepilzen und Algen.
- **Vitamin E:** Bei mäßigen Beschwerden genügt eine Zufuhr mit der Nahrung in Form von Nüssen, Pflanzenölen (Weizenkeimöl) und Getreidekeimen.
- **Kalium:** Der Mineralstoff unterstützt die Wasserausscheidung und wirkt »abschwellend«. Besonders reich an Kalium sind Kartoffeln, Möhren und Bananen, aber auch alle anderen Gemüsesorten sind sinnvoll.
- **Flüssigkeit:** Am besten eignen sich natriumarmes Mineralwasser, ungezuckerte Fruchtsäfte und Kräutertees. Speziell bei Frauenleiden helfen Tees aus Frauenmantel, Melisse, Schafgarbe und Stiefmütterchen.

Tipp

Essen Sie kleine Mahlzeiten, die viel Kohlenhydrate und wenig Fett enthalten. Regelmäßiger Sport sorgt an den Tagen vor den Tagen für Wohlbefinden und Leichtigkeit.
Fertigextrakte aus Traubensilberkerze (Fachhandel) wirken mild auf den Hormonhaushalt.

Heilende Nahrung bei prämenstruellem Syndrom	
Frühstückserdbeermilch (1 Portion)	500 Gramm reife Erdbeeren waschen und mit 1 Teelöffel Zucker im Mixer oder mit dem Pürierstab pürieren. Das Erdbeerpüree mit 1/4 Liter Magermilch aufgießen.
Blanchierter Spinat (1 Portion)	300 Gramm Spinat putzen, waschen, grob hacken und 5 Minuten in kochendem Salzwasser blanchieren. Anschließend 1 Esslöffel Sahne unterziehen. Dazu servieren Sie Lachs, Heilbutt (oder anderen hellen Fisch) oder helles Fleisch (z. B. Hähnchen oder Pute).
Tee gegen Schmerzen	40 Gramm Gänsefingerkraut mit 20 Gramm Kamillenblüten, 20 Gramm Frauenmantelkraut und 20 Gramm Taubnesselblüten mischen. 2 Teelöffel der Kräutermischung mit 1 Tasse kochendem Wasser übergießen und anschließend 10 Minuten ziehen lassen.
Guacamole, Avocadodip (1 Portion)	1 reife Avocado schälen, halbieren, den Kern herauslösen und aufbewahren. Das Fruchtfleisch in kleine Stücke schneiden und mit einer Gabel zu Mus zerdrücken. 1 Tomate klein schneiden, 1 Knoblauchzehe abziehen und mit der Spitze eines Messer zerdrücken. Tomate und Knoblauch zum Avocadomus geben und mit etwas Salz, Tabasco sowie dem Saft von 1/2 Zitrone würzen. Zum Schluss 50 Gramm saure Sahne unter die Guacamole ziehen. **Tipp** Geben Sie den Avocadokern in den fertigen Dip; dies verhindert, dass die Guacamole zu schnell oxidiert und beim Servieren unansehnlich braun ist.

Prostatabeschwerden

Was versteht man darunter?

Eine vergrößerte Prostata verursacht häufigen Harndrang sowie Schwächung und Unterbrechung des Harnstrahls. Oft geht unwillkürlich und in kleiner Menge Harn ab (Inkontinenz).
Die Vergrößerung kann auch durch einen bösartigen Tumor hervorgerufen sein. Eine ärztliche Untersuchung ist daher dringend erforderlich.

Heilende Lebensmittel

- **Zink:** Dieser Bioaktivstoff ist bei harmlosen Beschwerden und gutartiger Vergrößerung sinnvoll. Wertvolle Lieferanten sind Weizenkeime, Haferflocken, Austern und andere Schaltiere, Leber, Kürbiskerne, Sonnenblumenkerne, Linsen, Erbsen und mageres Rindfleisch.
- **Vitamin E:** Für eine ausreichende Versorgung sind vor allem Nüsse, Pflanzenöl (Weizenkeimöl), Getreidekeime und Omega-3-Fettsäuren von Kaltwasserfischen (Hering, Makrele) wichtig.
- **Gemüse:** Brokkoli, Grünkohl und Rosenkohl sowie Kresse, Möhren und Tomaten haben eine vor Krebs schützende Wirkung.
- **Kürbiskerne:** Die Samen sind altbewährt zur Vorbeugung gegen Inkontinenz.
- **Brennnesselwurzelextrakt:** Der Extrakt kann bei gutartiger Prostatavergrößerung helfen.
- **Extrakt:** Pflanzenauszüge aus Fächerpalmenbeeren oder Sägepalmfrüchten verringern die Schwierigkeiten beim Wasserlassen und helfen bei gutartiger Prostatavergrößerung.
- **Pollen:** Blütenpollen (Fertigprodukt), Gelée royale und Ginseng können Prostatabeschwerden lindern.
- **Flüssigkeit:** Man sollte täglich mindestens zwei Liter Flüssigkeit trinken – jedoch wenig Kaffee und Alkohol, sondern Heilwasser und milde entzündungshemmende und harntreibende Tees (z. B. aus Bärentraubenblättern, Bärlauch, Birkenblättern, Frauenmantel, Ingwer, Johanniskraut, Löwenzahn, Petersiliensamen, Schachtelhalm, Selleriesamen oder Wacholder).

Tipp

Ein Zusammenhang zwischen übermäßigem Verzehr von tierischen Fetten (fettes Fleisch, fette Wurst und Vollfett-Milchprodukte) und Prostatakrebs konnte nachgewiesen werden. Steigen Sie daher rechtzeitig um!

Heilende Nahrung bei Prostatabeschwerden	
Zinkreiches Frühstück (1 Portion)	2 Esslöffel Haferflocken, 2 Esslöffel Sonnenblumenkerne und 1 Becher Naturjoghurt gut miteinander vermischen. Frisches Obst je nach Geschmack (z. B. 1 reife Birne, 1 Apfel, 1 Banane oder 2 Kiwis) unter das Müsli rühren.
Kressesauce (1 Portion)	50 Gramm Magerquark mit 100 Gramm Joghurt oder Schmand sowie mit 1 Esslöffel Milch verrühren. 1 kleine Knoblauchzehe abziehen und mit der Messerspitze in etwas Salz zerdrücken. Den Knoblauch in die Quarkmasse rühren. Zum Schluss 2 Esslöffel Brunnenkresse unterrühren. Die Kressesauce passt zu Pellkartoffeln und Blattsalat.
Rosenkohl (3 Portionen)	500 Gramm Rosenkohlröschen sorgfältig putzen und waschen, 1 Esslöffel Kümmel in reichlich Salzwasser geben und den Rosenkohl ca. 15 Minuten darin kochen. In der Zwischenzeit 1 Zwiebel in 2 Esslöffeln Weizenkeimöl glasig dünsten, mit Salz abschmecken, über den gegarten Rosenkohl geben und mit Petersilie garnieren.
Belegtes Brot (1 Portion)	2 Scheiben Kürbiskernbrot dünn mit Margarine und vegetarischer Pastete (z. B. aus Soja oder Kichererbsen) bestreichen, mit Tomaten und Kresse belegen. Dazu passt grüner Blattsalat, der mit Kürbiskernöl angemacht ist.
Tee	2 Teelöffel Petersiliensamen mit 1 Tasse Wasser aufbrühen und 10 Minuten ziehen lassen.

Reizdarm

Was versteht man darunter?

Bei Reizdarm ist keine organische Krankheit feststellbar. Hauptursachen sind Stress oder eine Nahrungsmittelunverträglichkeit (z. B. gegen den Zuckerersatzstoff Sorbit oder gegen Milch), wobei Frauen sehr viel häufiger betroffen sind als Männer. Man sollte jedoch wissen, dass das typische Symptom des Reizdarms (Wechsel von Durchfall und Verstopfung) auch erstes Zeichen eines Darmtumors sein kann. Bei chronischen Beschwerden sollte man die Ursache unbedingt vom Arzt klären lassen.

Heilende Lebensmittel

- **Lösliche Ballaststoffe:** Einer der wichtigsten, das Pektin, ist in großen Mengen in Äpfeln enthalten. Auch Birnen, Bananen und Datteln enthalten Pektin.
- **Dinkel:** Der nahe Verwandte des Weizens spielt in der Hildegard-Heilkunde eine zentrale Rolle. Dinkel ist gut bekömmlich und eignet sich, ebenso wie Hafer, für eine schonende und gesunde »Darmkost«.
- **Joghurt:** Er sollte Lebendkulturen (z. B. Azidophilusbakterien) enthalten. Auch probiotischer Joghurt, der zusätzlich Oligofruktose enthält, ist wichtig, denn alle Joghurts mit Lebendkulturen sorgen für eine gesunde Bakterienflora im Darm. Insbesondere nach einer Antibiotikatherapie sollte man durch gezielte Ernährung auch mit anderen milchsauren Lebensmitteln (z. B. Kombucha) den Darm sanieren und die zerstörte Darmflora wieder aufbauen.
- **Möhren:** Das gesunde Gemüse enthält u. a. Pektin sowie Beta-Karotin für die Regeneration der Darmschleimhaut.
- **Heidelbeeren:** Die Früchte beruhigen die Darmschleimhaut und wirken mild gerbend.
- **Fisch:** Helle Fischsorten (z. B. Forelle, Scholle oder Seehecht) sind gut verträglich und beugen einem möglichen Nährstoffmangel vor.
- **Baldrian:** Regelmäßig als Tee in kleinen Schlucken getrunken, wirkt er ausgleichend auf das Nervensystem.

Tipp

Früher wurde empfohlen, Kleie zu essen. Kleie kann aber schädlich sein, denn sie reizt die Darmschleimhaut, was die Beschwerden noch verschlimmert. Auch die handelsüblichen Frühstücksflocken (denen meist Kleie beigemischt ist) sowie Hülsenfrüchte sollte man meiden.

Heilende Nahrung bei Reizdarm	
1. Frühstück	Morgens auf nüchternen Magen 1 Glas zimmerwarmen Kombucha aus Kräutertee (Fertigprodukt) trinken.
2. Frühstück	1 bis 2 Becher probiotischen Joghurt (zimmerwarm) langsam essen. Als ergänzende Kohlenhydratquelle eignet sich Brot vom Vortag oder Toastbrot.
Dinkelpfannkuchen (4 Portionen)	70 Gramm sehr fein gemahlenes Dinkelmehl mit ca. 200 Milliliter Milch, 2 Eigelben und 1 Prise Salz glatt rühren. Den Vorteig etwa 30 Minuten ziehen lassen. In der Zwischenzeit 2 Eiweiß steif schlagen und unter die Masse heben. In einer beschichteten Pfanne die Dinkelpfannkuchen in etwas Butter goldgelb backen. Zu den Pfannkuchen passen Heidelbeermarmelade, eine kleine Portion Apfelmus mit Zimt oder auch Dattelmus.
Dinkelspezialbrot	200 Gramm sehr fein gemahlenes Dinkelmehl mit ebenfalls sehr fein geriebenen rohen Möhren mischen. Es sollten so viele Möhren sein, dass sich ein Teig kneten lässt. Mit 1 Teelöffel Salz und 1 Prise Muskatnuss würzen, 1 Messerspitze Bikarbonat als Backtriebmittel untermischen. Aus dem Teig kleine, flache Fladen formen und bei 180 °C im Backofen ca. 15 Minuten goldbraun backen.
Baldriantee	Je 1 Teelöffel Baldrianwurzel und Orangenschalen mit 1 Tasse Wasser überbrühen und 10 Minuten ziehen lassen.

Reizmagen

Was versteht man darunter?

Bei Reizmagen (funktionelle Dyspepsie bzw. nervöser Magen) liegt keine organische Krankheit vor. Diese Störung ist »reine Nervensache«, verursacht durch Krisensituationen, Stress, Angst, Wut oder Trauer. Wegen der typischen Beschwerden (Druckgefühl im Oberbauch, Sodbrennen, Übelkeit) liegt auch der Verdacht auf eine Magenschleimhautentzündung (Gastritis) nahe. Klarheit schafft hier nur eine endoskopische Untersuchung des Magens (Magenspiegelung).

Heilende Lebensmittel

- **Basenkost:** Am wichtigsten sind Bananen, Äpfel, Kartoffeln und Möhren. Auch auf richtige Zubereitung (Kochen oder Garen) sollte man achten, ungünstig ist Frittieren.
- **Hafer:** Gut verträglich sind Hafersuppe, Haferbrei und in Milch verrührte Instantflocken. Geschrotetes Frischkorngetreide wird eher schlecht vertragen.
- **B-Vitamine:** Einige Vitamine der B-Gruppe, vor allem B3 (Niazin), B9 (Folsäure) und B12 (Kobalamin), sind echte Nervennahrung. Vitamin B3 ist vor allem in Bierhefe, Innereien, Erdnüssen, Vollkorngetreide, Thunfisch und Geflügel enthalten. Reich an Folsäure sind Weizenkeime, Spinat, Sojabohnen, Leber, Eigelb, Linsen, Vollkorngetreide, Brokkoli und Blumenkohl. Vitamin-B12-Lieferanten sind Heringe, Makrelen, Leber, Austern, Ölsardinen, Forellen, Aale und Eigelb.
- **Topinambur:** Das Gemüse ist reich an Kalium und Vitamin B1, das für den Energietransport in den Nervenzellen zuständig ist. Topinamburen werden wie Pellkartoffeln zubereitet.
- **Kalmuswurzel:** Die Wurzel sollte man ab und zu zwischen den Mahlzeiten kauen.
- **Ingwer:** Als Gewürz und Tee ist es ein bewährtes Mittel bei Magenproblemen. Auch sollte man die Teeklassiker Kamille oder Melisse nicht vergessen. Baldriantee verbessert die Schlafqualität und wirkt ausgleichend auf die Nerven.
- **Kräuter:** Sehr zu empfehlen sind Basilikum, Petersilie, Dill und Zitronenmelisse.

Tipp

Verzichten Sie auf Kaffee, Nikotin und hochprozentigen Alkohol. Oft wird eine Kalmus- oder Ingwertinktur bei nervösem Magen empfohlen, doch auch diese Tinkturen sind mit 50-prozentigem Ethanol angesetzt.

Heilende Nahrung bei Reizmagen	
Hafersuppe (1 Portion)	20 Gramm Haferflocken in 1/2 Liter Gemüsebrühe aufkochen und mit frischen Kräutern (z. B. Petersilie, Dill, Zitronenmelisse) servieren.
Topinamburen mit Kräuterhollandaise (4 Portionen)	In einer kleinen Pfanne 125 Gramm Butter zerlassen. 1 Kilogramm Topinamburen mit der Schale in Salzwasser garen. Die Garzeit hängt von der Knollengröße ab. Einige Stängel Kerbel sowie je 1/2 Bund Petersilie und Schnittlauch fein wiegen. 150 Gramm Sahnejoghurt im Wasserbad vorsichtig erhitzen. 1 Ei, etwas Salz sowie 1 Teelöffel süßen Senf und 1 Teelöffel Zitronensaft ebenfalls im heißen Wasserbad vermischen. Die zerlassene Butter langsam hinzufügen und alles zu einer dicklichen Masse verquirlen, jedoch nicht zum Kochen bringen. Den lauwarmen Joghurt und die gehackten Kräuter vorsichtig unter die Sauce heben. Die gegarten Topinamburen auf Teller geben und mit der Kräuterhollandaise überziehen.
Hähnchenbrustfilets mit Ingwermarinade (4 Portionen)	3 Esslöffel Zitronensaft, 1 Teelöffel gemahlenen Koriander, 1 Teelöffel gemahlenen Kreuzkümmel, 2 Teelöffel geriebenen frischen Ingwer, 1 Messerspitze Kurkuma und 1 Teelöffel Minzpaste zu einer Marinade verrühren. 4 in Streifen geschnittene Hähnchenbrustfilets in die Marinade legen und 12 Stunden im Kühlschrank ziehen lassen. 2 Esslöffel Olivenöl in einer Pfanne erhitzen, das marinierte Fleisch zugeben und etwa 10 Minuten von allen Seiten gleichmäßig braten. Die restliche Marinade zum Fleisch geben, 1 Minute ziehen lassen und servieren.

Rheumatische Erkrankungen

Was versteht man darunter?

Bei der rheumatoiden Arthritis kommt es zu entzündlichen Veränderungen in den Gelenken, wobei vor allem die Finger- und Handgelenke, Ellbogen-, Knie- und Sprunggelenke betroffen sind. Die rheumatische Arthritis wird zu den Autoimmunkrankheiten gezählt, d. h., das Immunsystem bildet (aus bisher nicht geklärter Ursache) Abwehrzellen gegen körpereigene Stoffe.

Heilende Lebensmittel

- **Omega-3-Fettsäuren:** Die in Fischöl enthaltenen Fettsäuren wirken entzündungshemmend. Etwa drei Fischmahlzeiten pro Woche sind eine wertvolle Eiweißquelle. Bevorzugen sollte man Heilbutt, Makrele, Hering, frische Sardinen, Kabeljau, Lachs und Forelle. Auch die pflanzliche Linolsäure ist günstig.
- **Laktovegetabile Kost:** Bei dieser Ernährungsform verzichtet man auf Fleisch und isst nur Milch- und Pflanzenprodukte. Die Ernährung besteht aus Magerquark, Milch, Diätmargarine, pflanzlichen Ölen (Weizenkeim-, Erdnuss-, Olivenöl), Getreide- und anderer Pflanzenkost.
- **Süßkartoffel:** In der Volksmedizin ist sie ein anerkanntes Mittel gegen Arthritis und wird deshalb oft auch Rheumaknolle genannt.
- **Shiitakepilze:** Der darin enthaltene Wirkstoff Lentinan stabilisiert das Immunsystem und verhindert Fehlreaktionen.
- **Obst und Gemüse:** Äpfel (und Apfelessig), frische Ananas, Auberginen, Kohl, frische Salate und Artischocken haben lindernde Wirkung. Sojabohnen (und auch Sojaprodukte) sind wertvolle Lieferanten von Pflanzeneiweiß und das Immunsystem harmonisierenden Bioaktivstoffen. Besonders bekömmlich und unkompliziert zuzubereiten ist Tofu (Sojakäse). Auch der regelmäßige Verzehr von Algen (Laminariaalgen) kann helfen.

Tipp

Einer der Stoffe, die eine Autoimmunreaktion auslösen, ist die Arachidonsäure, ein Stoffwechselprodukt, das vermehrt bei Fleischverzehr anfällt. Studien zeigen, dass durch Fleischverzicht der Arachidonsäurespiegel im Blut erheblich gesenkt werden kann und dadurch die Entzündungsreaktion schwächer ausfällt oder möglicherweise sogar ganz unterbleibt.

Heilende Nahrung bei rheumatischen Erkrankungen	
Frühstücks-quark (1 Portion)	1 reife Banane schälen und das Fruchtfleisch mit der Gabel zerdrücken. Das Bananenmus mit etwa 200 Gramm Magerquark sowie 2 Esslöffeln Milch verrühren.
Sardinen mit Spinat (4 Portionen)	1 Kilogramm frische Sardinen (sofern nicht küchenfertig gekauft) schuppen und ausnehmen. Die Sardinen auf einer großen Platte in 1 Tasse Meersalz einlegen und 1 Stunde im Kühlschrank ziehen lassen. In der Zwischenzeit 1 Kilogramm frischen Spinat putzen, waschen und trockenschwenken, in eine Schüssel geben, leicht salzen und mit 1 zerdrückten Knoblauchzehe würzen. Die Sardinen aus der Salzlake nehmen und auf Küchenpapier ausbreiten. 4 große Bögen Alufolie mit Olivenöl ausstreichen, dabei einen Rand lassen. Die Alufolie mit Spinat belegen, die Sardinen jeweils auf den Spinat legen und nochmals 1 Esslöffel Olivenöl darüber träufeln. Die Sardinen-Spinat-Mischung in der Alufolie einrollen und im vorgeheizten Backofen bei etwa 220 °C 8 Minuten lang backen. Dazu passen Pellkartoffeln.
Schnittlauch-quark (2 Portionen)	3 Esslöffel frischen, klein gehackten Schnittlauch mit etwas Kräutersalz und 1 Teelöffel Bierhefeflocken mischen. 250 Gramm Magerquark zu der Mischung geben.
Powerdrink (2 Portionen)	1/2 Ananas, 1 Kiwi und 1 Mango schälen und das Fruchtfleisch vom Stein schneiden. Das Mangofleisch pürieren, das Ananas- und Kiwifleisch in den Entsafter geben. In ein hohes Glas erst das Mangopüree einfüllen, dann vorsichtig den Saft aufgießen.

Schlafstörungen

Was versteht man darunter?

Man unterscheidet zwischen den so genannten Einschlaf- und den Durchschlafstörungen.
Nach einem »stress«reichen Tag, an dem man Aufgaben gemeistert und Probleme bewältigt hat, sinkt man müde ins Bett und schläft gut; dagegen können unbewältigte Konflikte, Angst und eine private oder berufliche Überforderung die Dauer und Qualität des Schlafs erheblich beeinträchtigen. Zudem kann auch die Einnahme der Antibabypille oder anderer Medikamente der Grund für Schlafstörungen sein.

Heilende Lebensmittel

- **Stärke:** Abends sollte man viel stärkehaltige Nahrung essen (Kartoffeln, Nudeln, Reis), dafür wenig Fett und Eiweiß.
- **Kopfsalat:** Er heißt auch das »Kraut der Weisen« und kann (roh oder gedünstet) bei regelmäßigem Verzehr spürbar die Schlafstörungen lindern. Kopfsalat enthält Substanzen, die in ihrer chemischen Struktur dem Opium ähneln (jedoch nicht dessen suchterzeugende Wirkung haben).
- **Tryptophan:** Aus diesem Eiweiß stellt der Körper den Einschlafstoff Melatonin her. Besonders günstig ist heiße Milch mit Honig, denn der Zucker des Honigs fördert die Verwertung des in der Milch enthaltenen Tryptophans. Das erleichtert das Einschlafen, verbessert die Schlafqualität und sorgt dafür, dass während des Schlafs im Gehirn vermehrt »Glückshormone« ausgeschüttet werden. Auch Datteln, Sojabohnen, Linsen, Meeresfrüchte und Hühnerfleisch enthalten Tryptophan.
- **Niazin:** Das B-Vitamin ist ebenfalls an der Herstellung von Melatonin beteiligt. Wertvolle Vitamin-B3-Lieferanten sind mageres Fleisch und Fisch, Hülsenfrüchte sowie einige Pilzsorten (Champignons, Pfifferlinge und Steinpilze).
- **Tees:** Bewährte Schlafkräuter sind Johanniskraut, Baldrian, Kava-Kava, Melisse und Kamille. Auf Schwarztee, Mate- und grünen Tee sollte man ab dem Nachmittag verzichten.

Tipp

Man kann bestimmte »Strategien« erlernen, die das Ein- und Durchschlafen erleichtern. Günstig sind autogenes Training und Yoga, Tai Chi und Qi Gong. Bei dauerhaften seelischen Problemen ist eine psychotherapeutische Behandlung sinnvoll.

Heilende Nahrung bei Schlafstörungen	
Kartoffelmus mit Muskat (2 Portionen)	500 Gramm mehlig kochende Kartoffeln schälen, in Stücke schneiden und in leicht gesalzenem Wasser weich kochen. Das Kochwasser abgießen, die Kartoffeln etwas abkühlen lassen und mit 300 Milliliter Milch im Mixer pürieren. Zu dieser stärkehaltigen Abendmahlzeit servieren Sie am besten eine kleine Portion Linsen und viel Kopfsalat.
Kopfsalat (1 Portion)	3 Kopfsalate putzen, waschen und trockenschwenken. Je 1 Messerspitze Salz und Kräutersalz, 1 Prise Zucker, 1 Teelöffel Zitronensaft und 1 Teelöffel Öl zu einer Marinade rühren und unter den Salat heben. Variante 1: Wenn Ihnen die therapeutisch wirksame Dosis als Rohkost zu voluminös ist, besteht auch die Möglichkeit, die Salatblätter (leicht gesalzen) in 1 Teelöffel Öl und 1 Tasse Wasser einige Minuten zu dünsten. Variante 2: Mit einer Saftzentrifuge stellt man frischen Saft aus Kopfsalat her und schmeckt ihn mit Kräutersalz und 1 Prise Zucker ab.
Schlaftrunk nach Pahlow	2 gehäufte Teelöffel Kamillenblüten mit 1/4 Liter siedendem Wasser übergießen und 10 Minuten ziehen lassen. 2 Teelöffel Honig und 0,1 Liter Milch einrühren. Auch 5 getrocknete Datteln oder ein Stück Hähnchenfleisch fördern das Einschlafen.
Kräutertee	30 Gramm Hopfenzapfen, 30 Gramm Melissenblätter und 20 Gramm Baldrianwurzel mischen. 2 Teelöffel der Kräutermischung mit 1 Tasse kochendem Wasser aufgießen und ca. 10 Minuten ziehen lassen.

Sodbrennen

Was versteht man darunter?

In der medizinischen Fachsprache bezeichnet man Sodbrennen als Refluxkrankheit, d. h., es fließt saurer Magensaft zurück in die Speiseröhre. Anders als der Magen hat die Speiseröhre keinerlei Schutzschicht. Um einer dauerhaften und schweren Schädigung vorzubeugen, sollte man sich ärztlich behandeln lassen, wenn die Selbsthilfemaßnahmen keine Besserung bringen.

Heilende Lebensmittel

Generell sollte man kleine Mahlzeiten zu sich nehmen und die Speisen gründlich kauen. Das Abendessen darf nicht allzu spät erfolgen (nicht nach 18 Uhr), so dass die Verdauungsorgane in der Nacht nicht belastet sind.

- **Vitamin A:** Das Vitamin fördert den Aufbau von schützenden Glykoproteinen und unterstützt die Regeneration der Schleimhaut von Magen und Speiseröhre. Es wird mit der Nahrung als Provitamin A (Beta-Karotin) zugeführt. Wichtigste Lieferanten sind Möhren, Brokkoli, Mangold, Spinat, Grünkohl, Honigmelonen und Aprikosen.
- **Basische Kost:** Da sie Säuren bindet, vermindert sie die Aggressivität des Magensaftes. Regelmäßig essen sollte man die stark basischen Kartoffeln, Möhren, Bananen, Sojabohnen und Melasse. Reduzieren sollte man Säurebildner wie Fleisch, Fisch, Käse, Eier, Innereien, Weißmehl, Reis und Erdnüsse.
- **Kräuter:** Vor allem Dill, Kümmel, süßen Senf in kleiner Menge, Mohn und Safran sollte man in der Küche verwenden.
- **Hausmittel:** Tees aus Schöllkraut, Enzian, Kamille und Melisse können das Sodbrennen lindern. Bewährte Hausmittel sind außerdem Emser Salz, Bullrichsalz, Heilerde oder weißer Ton. Man sollte sie jedoch nicht unbegrenzt lange einnehmen (maximal vier Wochen).
- **Mineralwasser:** Ein Glas stilles Mineralwasser vor dem Essen erleichtert die Verdauung, stilles Wasser zwischen den Mahlzeiten spült die Magensäure immer wieder nach unten.

Tipp

Verzichten Sie möglichst auf Rauchen, Kaffee und scharfe Gewürze (Chili, Paprika, Meerrettich). Auch auf die Zubereitungsform sollte man achten: Kochen, Blanchieren und Dünsten (Wok) statt Frittieren und Braten. Und nach dem Essen den Oberkörper hoch lagern!

Heilende Nahrung bei Sodbrennen	
Kartoffeln mit Kümmel (1 Portion)	200 Gramm rohe Kartoffeln schälen und klein würfeln. In einer feuerfesten Form 10 Gramm Süßrahmbutter schmelzen. Die Kartoffeln hineingeben, mit 1 Prise Salz und 1 Teelöffel Kümmel bestreuen, 100 Milliliter Milch darüber gießen. Im Backofen bei 200 °C 20 Minuten garen (die Milch sollte nach der Garzeit aufgesogen sein).
Möhrensalat mit Sprossen (2 Portionen)	100 Gramm Sojasprossen abbrausen und abtropfen lassen. 100 Gramm Möhren putzen, raspeln und unter die Sprossen heben. 1 Zentimeter frische, gehackte Ingwerwurzel, 2 Esslöffel Apfelsaft, 1 Prise Salz und 2 Esslöffel Weizenkeimöl zu einer Sauce rühren und über die Möhrenmischung geben. Den Möhrensalat mit frischem Schnittlauch garnieren.
Früchtetraum (3 Portionen)	Das Fruchtfleisch von 1 Galiamelone, 1 Banane und 1 Apfel zerkleinern und in eine Schüssel geben. 3 Esslöffel weiße Weintrauben (halbiert und entkernt), 2 Esslöffel Heidelbeeren und 1 Esslöffel Zucker untermischen. 1 Stunde ziehen lassen und kurz vor dem Servieren mit einem Sahnehäubchen garnieren.
Mohnkartoffeln (4 Portionen)	800 Gramm Kartoffeln waschen, der Länge nach durchschneiden und auf ein leicht gefettetes Backblech setzen. Die Schnittflächen dünn mit Mohnöl bepinseln und im vorgeheizten Backofen bei 225 °C ca. 15 Minuten garen. Die Kartoffeln aus dem Ofen nehmen und die Schnittflächen mit etwas Kräutersalz und 4 Esslöffeln Mohnsamen bestreuen. Die Kartoffeln bei 200 °C in 10 Minuten fertig garen.

Stress

Was versteht man darunter?

Es gibt positiven und negativen Stress, und nur die negative Form, der so genannte Disstress (der mit Angst und Bedrohungsgefühl einhergeht), ist schädlich. Er kann schwere Störungen, auch im Bereich der lebenswichtigen Organe, zur Folge haben (Migräne, Rückenschmerzen, Verdauungsstörungen, Pulsrasen, Bluthochdruck). Langfristig besteht ein erhöhtes Infarktrisiko.

Heilende Lebensmittel

- **B-Vitamine:** Diese Vitamingruppe wird zur Übermittlung von Nervenimpulsen und zur Energiefreisetzung benötigt. Um das ganze Spektrum an B-Vitaminen abzudecken, sollte man regelmäßig grünes Gemüse, Kartoffeln, frisches Obst, Hülsenfrüchte, Vollkornprodukte (vor allem Weizenkeime), Nüsse und Samen, Bierhefe, mageres Fleisch und Meeresfrüchte essen. Tierleber ist ein wertvoller Nährstofflieferant, leider aber extrem mit Schadstoffen belastet.
- **Zink:** Austern sind das zinkreichste Nahrungsmittel überhaupt. Da nicht jeder es sich leisten kann, regelmäßig Austern zu essen, sollte man auf die anderen Lieferanten, vor allem dunkles Fleisch (Rind), Kürbiskerne, Hülsenfrüchte und Haferflocken zurückgreifen.
- **Vitamin C:** Vitamin C und Zink sollte man zeitlich versetzt zu sich nehmen. Das Vitamin sorgt für Vitalität und ein intaktes Immunsystem. Besonders viel Vitamin C ist in Acerola, Guaven, Schwarzen Johannisbeeren, Kiwis, Papayas, Orangen, Zitronen und Grapefruits enthalten.
- **Grüner Tee:** Neueste Forschungsergebnisse bestätigen nochmals die besondere Stellung, die grüner Tee in der Krankheitsvorbeugung einnimmt. Das Risiko von Krebs sowie von Herz- und Kreislauferkrankungen lässt sich durch regelmäßigen Teegenuss erheblich senken. Obendrein ist der unfermentierte Tee ein ideales Getränk, das anregt, aber nicht aufputscht.

Tipp

Laufen statt Rauchen, das wäre ideal, dann hätte man das schädlichste durch das gesündeste Stressbewältigungsmittel ersetzt. Denn unser Körper will auf Stress mit körperlicher Bewegung (Kampf oder Flucht) reagieren. Anschließend will er sich entspannen, z. B. durch Yoga oder autogenes Training.

	Heilende Nahrung bei Stress
Antistressfrühstück (1 Portion)	2 Esslöffel grüne Teeblätter mit 1/4 Liter heißem Wasser aufgießen und 2 Minuten ziehen lassen. Frisch gepressten Zitronensaft oder naturreinen Apfelsaft dazugeben. 1 Banane mit der Gabel zerdrücken, 1 gehäuften Esslöffel Walnüsse und Pekannüsse zerkleinern, und mit 1 Esslöffel Schwarzen Johannisbeeren und 1 Esslöffel Haferflocken mischen. Etwas Joghurt oder süße Sahne unter das Müsli heben und gründlich genießen.
Rindersteak mit grünen Bohnen (4 Portionen)	500 Gramm Kartoffeln mit der Schale garen. 500 Gramm grüne Bohnen in kochendem Salzwasser mit Bohnenkraut ca. 20 Minuten weich kochen, dann abseihen. In der Zwischenzeit 4 Scheiben Rindersteak salzen, pfeffern, mit Mehl bestäuben und in heißem Sonnenblumenöl rasch auf beiden Seiten braten. Die abgeseihten grünen Bohnen in heißer Butter schwenken, mit den Pellkartoffeln, Steaks und Kräuterbutter (oder selbst gemachtem Kräuterquark, siehe Seite 87) servieren.
Beschwipste Früchte (3 Portionen)	Das Fruchtfleisch von 1 Galiamelone, 1 Apfel, 1 Pfirsich, 1 Mango und 1 Banane in kleine Würfel schneiden. Die Früchte mit 3 Esslöffeln halbierten und entkernten weißen Trauben sowie 2 Esslöffeln Heidelbeeren oder Schwarzen Johannisbeeren in eine große Schüssel geben und 1 Teelöffel Zucker unterheben. 1 Glas Prosecco oder Sekt vorsichtig untermischen und alles 1 Stunde ziehen lassen. Vor dem Servieren mit gehackten Pinienkernen oder Pekannüssen bestreuen.

»Schnelle Küche« – ganz gesund

Muße fürs Essen

Natürlich ist es ideal, wenn man sich für die Zubereitung des Essens und die Mahlzeit immer viel Zeit nehmen kann. Aber manchmal hat man wenig Zeit und trotzdem Hunger. Je schneller dann die Zubereitung geht, desto mehr Ruhe bleibt für das Essen.
Das bedeutet aber nicht automatisch, dass man auf Konservennahrung, Fertiggerichte oder Fastfood angewiesen ist, denn mit etwas Phantasie lassen sich sehr gesunde, bunte, preiswerte und vielseitige Gerichte auch ganz schnell zubereiten.

Kleiner Vorrat – großer Nutzen

Zur schnellen Küche gehört auch, dass man vorher nicht kompliziert Einkaufen gehen muss (allenfalls kurz zum Gemüsehändler), sondern auf Vorräte zurückgreifen kann. Auf einen kleinen Vorrat sollte man deshalb nicht verzichten.

- **Im Regal:** Nudeln aus Hartweizengrieß oder Vollkorn, Maismehl (Polenta), Reis, Knäckebrot, Haferflocken, Nüsse, Sonnenblumenkerne, Kürbiskerne, Sesam, Getreidebratling-Fertigmischungen, Apfelmus, süßsaurer Kürbis, Rote Bete (alle im Glas).
Lagern Sie Nüsse und Samen nicht zu lange, da sie aufgrund ihres hohen Ölgehalts ranzig werden können. Verwenden Sie bei den Getreidebratling-Fertigmischungen nur diejenigen, die aus hochwertigen Zutaten hergestellt sind.
- **In der Tiefkühltruhe:** Rosenkohl, Brokkoli, Erbsen, grüne Bohnen – alle »natur« und möglichst aus kontrolliertem Anbau. Tiefkühlgemüse, das vom Hersteller frisch eingefroren wurde, enthält mehr Vitalstoffe als Gemüse, das schon seit Tagen dahinwelkt. Auch eine kleine Menge Brötchen zum Aufbacken ist hilfreich.
- **Im Gemüsefach:** Zwiebeln, Knoblauch, Kartoffeln (dunkel lagern), Tomaten, Avocado (hart kaufen und zu Hause nachreifen lassen), Zucchini, Möhren, Kresse. Pellkartoffeln können im Kühlschrank 1 bis 2 Tage aufbewahrt werden.
- **Im Kühlschrank:** Quark, Eier, Käse und Tomatenmark.
- **Auf der Fensterbank:** Frische Kräuter (Basilikum & Co.).

»Schnelle Küche« – ganz gesund

Maximal 20 Minuten

Folgende Rezepte (jeweils für zwei Personen) gehen schnell: Für die meisten brauchen Sie nur 15, für keines länger als 20 Minuten.

- **Spaghetti al pesto:** 250 Gramm Spaghetti in Salzwasser kochen. Währenddessen in einer Pfanne 2 Esslöffel Olivenöl erhitzen und 4 in etwas Salz zerdrückte Knoblauchzehen darin rösten.
Als Beilage 1 Kopfsalat putzen und waschen, 1 Tomate waschen und klein schneiden, Kopfsalat und Tomaten mit Salz, Pfeffer, Balsamicoessig, Olivenöl und frischem Schnittlauch anmachen.
Die gegarten Nudeln abseihen, mit Wasser kurz spülen und abtropfen lassen, den gerösteten Knoblauch und 4 Esslöffel frisches, gewiegtes Basilikum unterheben.

- **Polenta mit Brokkoli und Tomaten:** In einem Topf mit kochendem Salzwasser 2 Hand voll tiefgekühlte Brokkoliröschen 5 Minuten garen. In einem weiteren Topf 1/2 Liter leicht gesalzenes Wasser zum Kochen bringen, 150 Gramm Maisgrieß (Polenta) unter Rühren einlaufen lassen, vom Herd nehmen, 10 Gramm Butter unterrühren und den Grieß ca. 10 Minuten ausquellen lassen.
In der Zwischenzeit 4 Tomaten waschen und in kleine Würfel schneiden, in 2 Esslöffeln Öl kurz andünsten, mit Salz, Pfeffer und Basilikum abschmecken und mit den Brokkoliröschen mischen.
Die Polenta auf eine Platte stürzen, in Scheiben schneiden, mit frischer Petersilie garnieren und mit dem Gemüse servieren.

- **Kartoffelauflauf mit Rosenkohl:** 400 Gramm Rosenkohl in kochendem Salzwasser etwa 10 Minuten garen. 4 mittelgroße Pellkartoffeln (bereits vorgekocht) pellen, in dünne Scheiben schneiden und in eine Auflaufform geben. Mit Pfeffer und Muskat würzen.
20 Gramm Butter zerlassen, mit 1 Teelöffel Mehl bestäuben. 1/2 Liter Gemüsebrühe angießen, aufkochen und mit 2 Esslöffeln Milch binden. Die Sauce zum Auflauf geben, 100 Gramm geriebenen Emmentaler darüber streuen und im Backofen überbacken.

Übergewicht

Was versteht man darunter?

Jahrelang bestehendes Übergewicht erhöht das Risiko u. a. von Herz-Kreislauf-Problemen, Bluthochdruck, Stoffwechselstörungen (z. B. Diabetes mellitus Typ II), Atemwegserkrankungen und sogar Krebs. Auch das »Wohlfühlgewicht« ist ein Maßstab, mit dem man sich in seiner Haut wohl und beschwingt fühlt.

Heilende Lebensmittel

Abnehmen ruht auf zwei Säulen: Abwechslungsreiche, vitalstoffreiche Ernährung und regelmäßige körperliche Bewegung.

- **Gemüse:** Sie sollten zu jeder Mahlzeit Salat oder Gemüse essen. Sie liefern Bioaktivstoffe, die eine gesunde Verdauung überhaupt erst ermöglichen. Besonders kalorienarm (weniger als 25 Kilokalorien pro 100 Gramm essbarem Anteil) sind Artischocken, Blumenkohl, Champignons, Chicorée, Chinakohl, Eisbergsalat, Endivien, Feldsalat, Fenchel, Gurken, Kohlrüben, Kopfsalat, Kresse, Küchenkräuter, Kürbisse, Lauch, Mangold, Paprika, Pfifferlinge, Radieschen, Rettich, Rhabarber, Rotkohl, Sauerkraut, Schwarzwurzeln, Sellerie, Spargel, Spinat, Tomaten, Weißkohl, Wirsing und Zucchini. Das Mittelfeld (25 bis 100 Kilokalorien pro 100 Gramm) bilden Brokkoli, grüne Bohnen, Grünkohl, Kohlrabi, Lauch, Meerrettich, Möhren, Rosenkohl, Rote Bete und Zwiebeln. Eher kalorienreich sind Avocados, Hülsenfrüchte und Mais.
- **Fatburner:** Sie helfen, Fettdepots einzuschmelzen. Sowohl Lebensmittel als auch Inhaltsstoffe wirken als Fatburner. Dazu gehören vor allem Ananas, Apfel(essig), Artischocken, Kiwis, Papayas, grüner und Lapachotee, Mate- und Pu-erh-Tee, Biotin (in Soja, Hefe, Vollkorngetreide, Nüssen), Jod (in Seefisch, Algen, jodiertem Speisesalz), L-Karnitin (in magerem Fleisch und Fisch), Taurin (in Muscheln, Krabben, Fleisch), sowie Magnesium, Zink und Milchsäure.
- **Eiweiß:** Mageres Fleisch und magerer Fisch (je zweimal pro Woche), außerdem Soja- und Magermilchprodukte versorgen mit hochwertigem Eiweiß.

Tipp

Fettgebackenes, Frittiertes und Gebratenes mit Sauce sollten tabu sein. Stattdessen kochen Sie fettarm im Wok oder blanchieren das Gemüse. Und nicht vergessen: Wasser ist das wichtigste Lebensmittel überhaupt.

Heilende Nahrung bei Übergewicht	
Morgentee (1 Portion)	2 Esslöffel grüne Teeblätter mit 1/4 Liter heißem, aber nicht mehr kochendem Wasser aufgießen und 2 Minuten ziehen lassen. Frisch gepressten Zitronensaft oder naturreinen Apfelsaft in den Tee geben.
Chinesisches Gemüse (4 Portionen)	800 Gramm gemischtes kalorienarmes Gemüse (z. B. Chinakohl, Lauch, Möhren, Wirsing, Zucchini, Sojasprossen oder Champignons) putzen, waschen und klein schneiden. Eine beschichtete Pfanne (oder den Wok) mit 1 Esslöffel Öl ausstreichen, das Gemüse etwa 5 bis 10 Minuten bei hoher Temperatur unter ständigem Rühren anbraten, mit 1 Messerspitze Salz, je 1 Prise Kurkuma und Paprikapulver würzen sowie 1 Esslöffel Essig und 3 Esslöffel Wasser einrühren.
Forelle blau (4 Portionen)	4 Forellen waschen, innen salzen und mit heißem Essig übergießen. 1 Liter Wasser mit 1 Tasse Essig, 1 Teelöffel Salz, etwas Weißwein und Suppengrün sowie 1 Lorbeerblatt zum Kochen bringen und die Forellen darin 10 bis 15 Minuten ziehen lassen. Anschließend vorsichtig mit dem Schaumlöffel herausheben und abtropfen lassen. Mit Pellkartoffeln, Zitronensaft, frischem Dill und Petersilie oder blanchiertem Mangold servieren.
Pu-erh-Tee	3 gestrichene Teelöffel Pu-erh-Teeblätter mit etwa 1/4 Liter kochendem Wasser übergießen und je nach gewünschter Wirkung 2 bis 3 Minuten (stark anregend), 3 bis 5 Minuten (schwach anregend) oder 10 Minuten und länger (gerbend) ziehen lassen.

Übersäuerung

Was versteht man darunter?

Kopfschmerzen, Abwehrschwäche, Hautprobleme oder chronische Müdigkeit: Ursache dafür kann eine Übersäuerung des Körpers sein. Der Säurestatus lässt sich mit einem Urintest aus der Apotheke (Lackmuspapier) ermitteln. Massive Eingriffe wie die Entsäuerungskur (die einer kurzen Fastenkur gleichkommt) sollte man nur nach Rücksprache mit dem Arzt vornehmen. Eine gemäßigte Entsäuerung lässt sich dagegen unkompliziert in den Alltag integrieren.

Heilende Lebensmittel

Zunächst einmal sollte man auf Nahrungsmittel verzichten, die säurereich sind oder bei deren »Verstoffwechselung« vermehrt Säuren anfallen. Hierzu zählen alle tierischen Eiweiße wie Fleisch, Wurst, Joghurt, Sauerrahm, Quark, Käse und Fisch, Kochfette und gehärtete Öle, Weißmehlprodukte, Zuckerraffinade, Nudeln, Reis, Fruchtsäfte und Früchtetees. Was also darf man überhaupt noch essen?

- **Basische Nahrungsmittel:** Fast alle Gemüsesorten puffern Säuren. Besonders wertvoll sind Kartoffeln, Möhren, Brokkoli und Sellerie; günstig sind auch Blattsalate, Radieschen, Rettich, Algen, Sprossen, gekeimte Hülsenfrüchte und gekeimtes Getreide, Rohmilch und süße Sahne, Eigelb, süßes Obst (vor allem Bananen), Kerne, Nüsse und naturreine Pflanzenöle.
- **Frischkost:** Meiden Sie industriell verarbeitete Nahrung (Fertigkost), und essen Sie alle Speisen möglichst frisch zubereitet. Einzige Ausnahme ist Brot; es sollte ein oder zwei Tage alt sein.
- **Frische Kräuter:** Schnittlauch, Petersilie & Co. schmecken nicht nur aromatischer als künstliche Würzmittel, sie sind obendrein gesünder.
- **Getränke:** Günstig sind naturreine Gemüsesäfte, frisch gepresste Obstsäfte, stilles Mineralwasser (hydrogenkarbonat- und magnesiumreich, natriumchloridarm) und grüner Tee, Lapacho-, Mate-, Rotbusch- und grüner Hafertee.

Tipp

Nur wenige Gemüsesorten wirken Säure bildend: Artischocken, Spargel, Sauerkraut und Tomaten. Parallel zu entsäuernder Kost sollten Sie auch durch (schweißtreibende) körperliche Bewegung und Sauna (anschließend viel Heilwasser trinken) den Körper entsäuern.

Heilende Nahrung bei Übersäuerung	
1. Frühstück (1 Portion)	2 Esslöffel grüne Teeblätter mit 1/4 Liter heißem, aber nicht mehr kochendem Wasser aufgießen und 3 Minuten ziehen lassen. Eventuell mit etwas Milch oder süßer Sahne verfeinern. Die Teeblätter können Sie im Lauf des Tages noch 1- bis 2-mal aufgießen.
Bananenmilch (1 Portion)	1 Banane im Mixer pürieren und mit 150 Milliliter Milch aufgießen.
2. Frühstück (1 Portion)	1 Scheibe helles Dinkelbrot vom Vortag dünn mit etwas Süßrahmbutter bestreichen. Das Brot mit Radieschenscheiben und frischem Schnittlauch belegen.
Gemüsesuppe (1 Portion)	300 Gramm geputztes Gemüse (Kartoffeln, Möhren, Sellerie, Brokkoli) in 1/2 Liter leicht gesalzenem Wasser 20 Minuten zugedeckt garen (Brokkoli später zugeben und nur ca. 10 Minuten garen). Abkühlen lassen, mit frischen Kräutern (z. B. Zitronenmelisse, Petersilie) würzen und im Mixer pürieren. Die Gemüsesuppe mit einem kleinen Sahnehäubchen garnieren.
Sprossensalat (1 Portion)	50 Gramm Feldsalat verlesen, gründlich waschen und trockenschwenken. 2 kleine Möhren putzen und raspeln, 1 Apfel raspeln, beides mit 2 Esslöffeln Sojasprossen mischen. Den Feldsalat mit 1 Prise Salz, 1 Teelöffel Apfelessig und 1 Esslöffel Sonnenblumenöl anmachen, die Apfel-Möhren-Soja-Mischung darauf verteilen. 1 Teelöffel süße Sahne darüber gießen und 1 Teelöffel geröstete Sonnenblumenkerne auf der Rohkost verteilen.

Verstopfung

Was versteht man darunter?

An Verstopfung leidet, wer den Darm nur dreimal pro Woche (oder noch seltener) entleeren kann. Verstopfung ist eine typische Zivilisationskrankheit. Wenn nach vier Wochen Selbstbehandlung keine Besserung eintritt, oder wenn man an einem Wechsel von Durchfall und Verstopfung leidet, sollte man die Ursache vom Arzt klären lassen.

Heilende Lebensmittel

- **Kleie:** Die Faserstoffe von Weizen-, Hafer- und Gerstenkleie sowie von Vollkornprodukten quellen im Darm auf (sofern man genügend Flüssigkeit trinkt), vergrößern das Stuhlvolumen und wirken abführend.
- **Leinsamen:** Er quillt ebenfalls auf und wirkt schleimbildend.
- **Gemüse:** Hier stehen Möhren, Kohl, gekochtes grünes Blattgemüse und Lauch an erster Stelle.
- **Obst:** Lösliche Ballaststoffe (z. B. Pektin) verbessern die Gleitfähigkeit. Besonders wertvoll sind Äpfel, Birnen, Feigen, Pflaumen(mus), Weintrauben und Holundersaft.
- **Hülsenfrüchte:** Sie vergrößern das Stuhlvolumen, regulieren die Darmfunktion und können möglicherweise sogar das Darmkrebsrisiko senken. Regelmäßig essen sollte man deshalb weiße Bohnen, Erbsen, Kichererbsen und Linsen.
- **Milchsaures:** Probiotischer Joghurt (oder Milchprodukte mit Laktobazillus azidophilus) fördern die Regeneration der Darmflora; dasselbe gilt für andere milchsaure Lebensmittel (Kombucha, vergorene Gemüsesäfte und Sauerkraut).
- **Algen:** Die Exoten sind ein ungewöhnliches, aber sehr wirksames Darmmittel.
- **Wasser:** Zwei bis drei Liter Flüssigkeit sollte man täglich trinken, vor allem Heilwasser, Kräutertees und Buttermilch.
- **Tees:** Anis, Eibisch, Engelwurz, Fenchel, Holunder und Kümmel sind geeignete Kräuter zur Teezubereitung; Faulbaum und Sennesblätter können langfristig die Darmschleimhaut schädigen und sollten nur selten verwendet werden.

Tipp

Es ist sehr wichtig, viel zu trinken. Kleie wirkt anderenfalls sogar stopfend. Außerdem ist in den Randschichten des Getreidekorns Phytinsäure enthalten, die bei Überdosierung die Eisenaufnahme behindert.

Heilende Nahrung bei Verstopfung	
Pflaumenfrühstück (1 Portion)	Am Vorabend 5 Trockenpflaumen in 1 Tasse Wasser einweichen und über Nacht bei Zimmertemperatur stehen lassen. Die Pflaumen am nächsten Morgen auf nüchternen Magen essen (eventuell leicht anwärmen) und auch das Einweichwasser trinken.
Ballaststofffrühstück (1 Portion)	2 Esslöffel eingeweichte Rosinen, Datteln und Pflaumen zerkleinern, mit 1 Esslöffel Leinsamen und 1 Esslöffel Vollkornhaferflocken mischen und zusätzlich 1 Teelöffel Weizenkleie einrühren. 1 Apfel oder 1 reife Birne zerkleinern und mit 1 Becher Joghurt ins Müsli rühren. Das Müsli zum Schluss mit 1 Teelöffel gehackten Haselnüssen bestreuen. Langsam essen und gründlich kauen.
Pfannkuchen mit Pflaumenmus (2 Portionen)	70 Gramm Weizen-, Dinkel- oder Buchweizenmehl (sehr fein gemahlen) mit 200 Milliliter Milch, 2 Eigelben und 1 Prise Salz glatt rühren und etwa 30 Minuten ziehen lassen. 2 Eiweiß steif schlagen und unter die Masse heben. Die Pfannkuchen in einer beschichteten Pfanne in etwas Butter goldgelb backen. Dazu servieren Sie Pflaumenmus, Dattelmus oder Tamarindenmus.
Kichererbsenpaste	150 Gramm getrocknete Kichererbsen in 1 Liter Gemüsebrühe mit etwas getrocknetem Majoran 6 Stunden einweichen und anschließend etwa 1 Stunde garen. 1 Frühlingszwiebel fein hacken und in 2 Esslöffeln Öl dünsten. Beides abkühlen lassen und im Mixer pürieren, mit Petersilie und gerösteten Sesamsamen würzen.

Wassereinlagerung

Was versteht man darunter?

Geschwollene Augenlider und teigig-aufgequollene Haut kann als vorübergehende Störung vor Beginn der Menstruationsblutung oder während der Schwangerschaft auftreten. Wassereinlagerung und Ödeme (wenn man auf die Haut drückt, bleibt eine Delle zurück) können aber auch Zeichen ernster Organerkrankungen (Herz, Nieren, Schilddrüse) sein. Letztere müssen ärztlich behandelt werden, eine Eigentherapie wäre hier sogar schädlich! Wenn es um Vorbeugung geht, spielt jedoch Ernährung eine ganz essenzielle Rolle.

Heilende Lebensmittel

Einige Lebensmittel haben bewährte harntreibende Wirkung.

- **Kalium:** Der Gegenspieler von Natriumchlorid fördert im Gegensatz zu Kochsalz, das Wasser im Körper zurückhält, die Wasserausscheidung.

Besonders kaliumreich sind Kartoffeln, Feldsalat, Knollenfenchel, Maronen, Spinat, Petersilie und Schnittlauch. Das Mittelfeld bilden Auberginen, Avocados, Grünkohl, Kohlrabis, Kürbisse, Mangold, Meerrettich, Möhren, Rettich, Rosenkohl, Rote Bete, Tomaten, Sauerkraut und Speisepilze.

- **Kräuter:** Der vielseitige Salzersatz sorgt für Geschmacksvielfalt. Statt normalem Kochsalz sollte man – ebenfalls sparsam – Kräutersalz verwenden.
- **Reis:** Vor allem wenn Reis salzfrei oder salzarm zubereitet ist, hat er eine stark harntreibende Wirkung.
- **Grüne Bohnen und Spargel:** Zwei Delikatessen, deren harntreibende Wirkung seit der Antike bekannt ist.
- **Wurzeln:** Löwenzahnwurzel, Knollensellerie, Petersilienwurzel (nicht während der Schwangerschaft!), Knoblauch und Topinamburen fördern die Wasserausscheidung.
- **Früchte:** Erdbeeren und Weintrauben eignen sich hervorragend für eine genussreiche Entwässerungskur.

Tipp

Vorausgesetzt, dass keine Organkrankheit vorliegt, sollten Sie die Flüssigkeitsmenge nicht einschränken. Doch ist nicht jedes Getränk gleichermaßen geeignet. Günstig sind Heilwasser, grüner Tee und Kräutertees (z. B. Brennnessel, Haferkraut, Bärentraubenblätter, Birkenblätter).

Heilende Nahrung bei Wassereinlagerung	
Apfel-Reis-Tag (Tagesportion)	1 Tasse Reis in 2 Tassen ungesalzenem Wasser garen, in 4 bis 5 Portionen aufteilen. In jede Portion kurz vor dem Verzehr 1 geraspelten Apfel mischen. Zwischen den Mahlzeiten nur Wasser und Tee trinken (ca. 2 Liter). Variante: Je nach Jahreszeit können Sie auch rohe, ungezuckerte Erdbeeren oder Weintrauben in den Reis mischen.
Löwenzahnwurzeltee	1 Esslöffel Löwenzahnwurzeln mit 1 Tasse kaltem Wasser übergießen, zum Kochen bringen und etwa 1 Minute kochen lassen. Vom Herd nehmen und 15 Minuten ziehen lassen. Täglich 2 Tassen trinken.
Petersilienwurzeltee	1 Teelöffel Petersilienwurzeln mit 1 Tasse kochendem Wasser übergießen, 10 Minuten ziehen lassen, abseihen. Täglich 2 Tassen trinken, maximal 4 Wochen und nicht während der Schwangerschaft einnehmen.
Kürbissuppe (4 Portionen)	800 Gramm Muskatkürbis in Spalten schneiden, Innenteil und Kerne entfernen, das Fruchtfleisch von der Schale lösen, raspeln, salzen und 20 Minuten ziehen lassen. 1 Möhre, 1 Staudensellerie und 1 rote Paprikaschote klein schneiden. 1 Zwiebel würfeln, ca. 2 Zentimeter Ingwerwurzel schälen und in Stifte schneiden. Zwiebel und Ingwer in Öl andünsten, Gemüse, Kürbis und etwas Currypulver zugeben und mit 100 Milliliter Weißwein und 600 Milliliter Gemüsebrühe aufgießen. Zugedeckt 30 Minuten kochen. Die Suppe pürieren, 200 Gramm Sahne einrühren und mit Muskat, Pfeffer und Salz abschmecken.

Wechseljahrebeschwerden

Was versteht man darunter?
Unregelmäßiger Menstruationszyklus, Hitzewallungen, Knochenabbau, Nervosität, Reizbarkeit und Schlaflosigkeit sind Folgen der Hormonumstellung zwischen dem 40. und 55. Lebensjahr. Nur bei starken Beschwerden sollten die betroffenen Frauen die Einnahme von Hormonpräparaten erwägen.

Heilende Lebensmittel

- **Kalzium:** Der Mineralstoff ist ein wichtiges Vorbeugungsmittel gegen späteren Knochenabbau und sollte schon in jungen Jahren ausreichend zugeführt werden, u. a. in Form von Milchprodukten und grünem Blattgemüse (Grünkohl und Spinat).
- **Vitamin D:** Das Vitamin wirkt dem durch Östrogenmangel verursachten Knochenabbau entgegen (in Milchprodukten, Fisch, Nüssen und Samen enthalten).
- **Vitamin E:** Es hemmt den Abbau des Sexualhormons Progesteron und kann möglicherweise die Einnahme von Hormonpräparaten ersetzen. Wichtig für eine ausreichende Versorgung sind Pflanzenöl, Weizenkeime, Nüsse, Avocados und Erbsen.
- **B-Vitamine:** Zwei Vitamine aus der B-Gruppe, Riboflavin und Pantothensäure, unterstützen die Nebennieren beim Ausgleich des Östrogenmangels. Lieferanten sind Fisch, Milchprodukte, Nüsse und Bierhefe.
- **Tryptophan:** Diese Aminosäure hilft bei depressiven Verstimmungen. Sie ist in Milch- und Sojaprodukten enthalten, aber auch in Rüben, Rettich, Fenchel, Bananen und Spinat. Um das Tryptophan besser verwerten zu können, sollte man komplexe Kohlenhydrate mit ihnen kombinieren, z. B. Vollkornprodukte, Kartoffeln oder Honig.
- **Phytoöstrogene:** Die Pflanzeninhaltsstoffe wirken ähnlich wie das Hormon Östrogen und können somit die Wechseljahrebeschwerden lindern. Die Pflanzenöstrogene sind vor allem in Sojabohnen, Alfalfakeimlingen und Getreidevollkorn enthalten.
- **Wurzeln:** Frauenwurzel (Tee) und Traubensilberkerze (Fertigpräparat aus der Apotheke) können speziell bei Frauenleiden helfen.

Tipp

Machen Sie Ihr Leben mit orangefarbenem Obst und Gemüse bunter: Kürbis, Möhren, Aprikosen, Curry lindern Beschwerden.

Heilende Nahrung bei Wechseljahrebeschwerden	
Frühstück (1 Portion)	200 Gramm Joghurt (am Vorabend aus dem Kühlschrank nehmen) langsam löffeln.
Fruchtsalat (3 Portionen)	Das Fruchtfleisch von 1 Netzmelone, 1 Banane, 1 Apfel, 1 Mango und 4 reifen Aprikosen zerkleinern und in eine Schüssel geben. 3 Esslöffel weiße Weintrauben (halbiert und entkernt), 2 Esslöffel Heidelbeeren und 1 Esslöffel Zucker untermischen. 1 Stunde ziehen lassen und kurz vor dem Servieren mit einem Sahnehäubchen garnieren.
Honig-Bananen-Toast (1 Portion)	2 Scheiben helles Dinkel- oder Weizenbrot leicht rösten. In der Zwischenzeit 1 reife Banane schälen und das Fruchtfleisch in dünne Scheiben schneiden. Das geröstete Brot dünn mit Butter bestreichen und mit den Bananenscheiben belegen. Auf den Bananenscheiben üppig Honig verteilen. Den Honig-Bananen-Toast mit Frauenwurzeltee oder Traubensilberkerzentee servieren.
Rohkost mit Avocadodressing (1 Portion)	1 Portion Friséesalat und 2 Blätter Radicchio waschen, putzen und trockenschwenken. 1 Möhre und 50 Gramm Sellerie schälen und in dünne Stifte schneiden. 1/4 Salatgurke und 1 kleinen, unbehandelten Apfel waschen und mit der Schale fein raspeln. Die Rohkost auf einer Platte anrichten. Für das Dressing 150 Gramm Dickmilch mit etwa 4 Esslöffeln Orangensaft, 2 Esslöffeln Zitronensaft, 1 Esslöffel Apfelessig, 1/2 Teelöffel Senf und 1/2 Teelöffel Ahornsirup vermischen. Mit etwas Salz und Pfeffer abschmecken. 1/2 Avocado schälen, pürieren und unter das Dressing rühren.

Wetterfühligkeit

Was versteht man darunter?

Wetterfühlige Menschen haben ein außergewöhnlich empfindliches und unstabiles Neurotransmitter- (= Nervenbotenstoff-) und Hormonsystem. Der Typ I reagiert mit Symptomen des Niedergedrücktseins, der Typ II reagiert mit Überreizung. Eher selten ist die Mischform aus diesen beiden.

Heilende Lebensmittel

Bei Müdigkeit, Konzentrationsschwäche, Apathie und depressiver Verstimmung (Typ I) versucht man, durch Nahrung die Stimmung zu heben.

- **MAO-Blocker:** Ist die Abkürzung für Monoaminoxidase-Blocker. Die MAO-Substanzen behindern die Botenstoffe und »Glückshormone« Serotonin, Dopamin und Noradrenalin. MAO-Blocker also lassen sie vermehrt zum Zug kommen. Die wichtigsten Blocker sind Querzetin (vor allem in gelben Zwiebeln, aber auch in Äpfeln, Blumenkohl, Brokkoli, Grünkohl, grünen Bohnen und Kirschen) und Zeaxanthin (in Brokkoli, Grünkohl und Spinat).
- **Tryptophan:** Die Aminosäure ist die chemische Vorstufe für das Serotonin und ist vor allem in Milch, Datteln, Sojabohnen, Linsen, Nüssen und Samen, Meeresfrüchten und Hühnerfleisch enthalten.
- **Phenylalanin:** Diese Aminosäure ist die chemische Vorstufe des Noradrenalins. Phenylalanin ist vor allem in Möhren, Roter Bete, Tomaten, Spinat und Äpfeln enthalten.

Bei übermäßiger Reizbarkeit, Ruhelosigkeit, Sehstörungen, Schleimhautreizung, Hitzegefühl und Herzbeschwerden (Typ II) stehen neben den Teekräutern Baldrian und Melisse andere Nahrungsmittel im Vordergrund.

- **B-Vitamine:** Sie unterstützen die Arbeit des Nervensystems und lindern auch die witterungsbedingte Nervosität. Besonders wichtig sind Vollkornprodukte, mageres Fleisch, Bierhefe, Hülsenfrüchte, Nüsse und Samen.
- **Vitamin A:** Eine ausreichende Versorgung mit diesem schleimhautregenerierenden Vitamin ist gewährt durch Möhren, Aprikosen, Brokkoli, Grünkohl, Honigmelonen, Kürbis und Spinat.

Tipp

Ausgleichend für alle Formen von Wetterfühligkeit sind grüner Tee, Johanniskrauttee und körperliche Bewegung an der frischen Luft.

Heilende Nahrung bei Wetterfühligkeit	
Teegedeck bei allen Formen	2 Esslöffel grüne Teeblätter mit 1/4 Liter heißem Wasser aufgießen und 3 Minuten ziehen lassen. Je nach Geschmack den grünen Tee mit Zitronensaft, etwas Milch oder Sahne in kleinen Schlucken trinken. Die Teeblätter können im Lauf des Tages noch mehrmals aufgegossen werden.
Tomatenomelett für Typ I (1 Portion)	2 reife Tomaten waschen und in Scheiben schneiden. In einer Pfanne 1 Esslöffel Öl erhitzen und die Tomaten 2 Minuten darin anbraten. 1 Ei aufschlagen und unter die Tomaten rühren. Mit Salz, Pfeffer und frischem Schnittlauch abschmecken, mit Salat und Knäckebrot servieren.
Schlaftrunk für Typ I	1/4 Liter Milch erhitzen und 1 Teelöffel Honig darin auflösen.
Schlaftrunk für Typ II	30 Gramm Hopfenzapfen, 30 Gramm Melissenblätter und 20 Gramm Baldrianwurzel gut miteinander vermischen. 1 bis 2 Teelöffel der Kräutermischung mit 1 Tasse (150 Milliliter) kochendem Wasser aufgießen und zugedeckt ca. 8 Minuten ziehen lassen.
Ausgleichender Tee	20 Gramm Johanniskraut und 20 Gramm Baldrianwurzel miteinander vermischen. 2 Teelöffel der Kräutermischung mit 200 Milliliter kochendem Wasser übergießen und zugedeckt etwa 10 Minuten ziehen lassen. Trinken Sie von diesem Tee täglich 2 Portionen, am besten eine am frühen Abend und eine direkt vor dem Schlafengehen. Der Tee wirkt bei allen Formen der Wetterfühligkeit (Typ I und II).

Zahnfleisch-probleme

Was versteht man darunter?

Unter wundem, geschwollenem, blutendem und entzündetem Zahnfleisch leiden nicht nur Prothesenträger. Durch Entzündung und Zahnfleischschwund gehen fast ebenso viele Zähne verloren wie durch Karies. Zahnfleischbluten kann ein erster Hinweis auf Vitamin-C-Mangel sein.

Heilende Lebensmittel

- **Vitamin C:** Der Vitalstoff kräftigt die Schleimhaut und sorgt für ein gesundes Milieu in der Mundhöhle. Vitamin-C-haltig sind Orangen, Zitronen, Grapefruits, Kiwis, Guaven, Papayas, Holunderbeeren, Himbeeren, Schwarze Johannisbeeren, grüne Paprika, Petersilie, Brokkoli und Knollenfenchel.
Saures Obst zieht einem sprichwörtlich den Mund zusammen. Genau dieser zusammenziehende Effekt ist erwünscht, denn dadurch wird die Schleimhaut intensiver durchblutet.
- **Vitamin A:** Das schleimhautregenerierende Vitamin ist in rotem Obst und Gemüse (Möhren, Kürbis, Aprikosen) und grünem Blattgemüse (Spinat, Mangold, Grünkohl) enthalten.
- **Zink:** Das Spurenelement festigt das Gewebe im Mund. Zinkreich sind vor allem Rindfleisch, Camembert, Austern, Linsen und Haferflocken.
- **Heilkräuter:** Zusammenziehend wirken Myrrhe (als Tinktur im Handel erhältlich), Ratanhia (als Tee), Kamille (als Tee). Salbei desinfiziert den Mund-Rachen-Raum und wird ebenfalls als Tee zubereitet. Aufgüsse aus schleimhaltigen Kräutern legen sich wie ein Schutzfilm über verletztes Zahnfleisch und die Mundschleimhaut. Die wichtigsten Schleimdrogen sind Isländisch Moos und Eibisch.
Grüner Tee enthält den Wirkstoff EGCG, der das Wachstum schädlicher Bakterien hemmt. Auch andere gerbstoffhaltige Tees, z. B. aus Lapachorinde oder Blutwurz, wirken entzündungshemmend.

Tipp

Intensive Mundhygiene bedeutet: mindestens dreimal täglich (nach der Mahlzeit) gründlich Zähne putzen und die Zahnzwischenräume mit Zahnseide reinigen. Bei mangelnder Mundhygiene bilden sich zwischen Zahn und Zahnfleisch Taschen mit Speiseresten und Bakterien. Zur äußerlichen und innerlichen Anwendung ist Kieselsäure günstig.

Heilende Nahrung bei Zahnfleischproblemen	
Bunte Rohkost (1 Portion)	2 Möhren und 1 Apfel raspeln, 1 Orange und 1/2 Zitrone schälen, die Spalten in kleine Stücke schneiden. Alle Zutaten mischen, 2 Esslöffel Apfelsaft, 2 Esslöffel Sonnenblumenkerne und etwas süße Sahne unterziehen.
Fruchtbecher (1 Portion)	1 Kiwi schälen, mit je 2 Esslöffeln Himbeeren und Schwarzen Johannisbeeren mischen, 1 Esslöffel Himbeersaft und etwas süße Sahne unterziehen.
Belegte Brötchen (1 Portion)	1 Scheibe Vollkornbrot (vom Vortag) mit Camembert belegen, 1 Scheibe mit Leberwurst bestreichen, dazu rohe grüne Paprika, Schnittlauch, Petersilie, Feldsalat und 1 Apfel servieren. Langsam und gründlich kauen.
Lapacho-Kieselsäure-Mixtur	2 Esslöffel Lapachorinde 5 Minuten in 1/2 Liter Wasser aufkochen, 20 Minuten ziehen lassen. Den lauwarmen Tee mit 2 Esslöffeln Kieselsäurebalsam (Fertigprodukt) mischen. Mehrmals täglich die Mundhöhle mit der Lapacho-Kieselsäure-Mixtur spülen. Diese Mischung nützt auch Ihrem Stoffwechsel und darf geschluckt werden.
Kräutermischung	30 Gramm Salbeiblätter mit je 20 Gramm Thymiankraut und Rosmarinblättern mischen. 1 Esslöffel der Mischung mit 1 Tasse heißem Wasser aufgießen und 10 Minuten ziehen lassen. Mehrmals täglich die Mundhöhle damit spülen.
Ratanhiatee	2 Teelöffel zerkleinerte Ratanhiawurzel mit etwa 1/4 Liter kochendem Wasser übergießen und zugedeckt 15 Minuten kochen lassen. Den Tee anschließend abseihen.

Zahnprobleme

Was versteht man darunter?

Zahnfäule (Karies) wird durch Bakterien verursacht, die sich im Mund und auf den Zähnen ansiedeln (Zahnbelag). Sie wandeln Zucker und Stärke in Säuren um, die den Zahnschmelz angreifen und schließlich die Kariеslöcher verursachen. Zucker wirkt auf zweierlei Weise schädlich: Er raubt die für den Aufbau des Zahnschmelzes unentbehrlichen Mineralien, und er fördert die Bildung aggressiver Säuren.

Heilende Lebensmittel

Generell sollte man sich bei Zahnproblemen mit komplexen Kohlenhydraten ernähren (Obst, Gemüse, Getreide), die durch intensives Kauen und vermehrten Speichelfluss den Zahn mechanisch und chemisch reinigen. Da der Zahn ein Gebilde aus Mineralien ist, stehen diese im Vordergrund, wenn es um die Gesundheit der Zähne geht.

- **Kalzium:** Der Mineralstoff ist ein zentraler Bestandteil des schützenden Zahnschmelzes und schon im Mutterleib ein Mittel zur Vorbeugung. Wenn sich die Mutter während der Schwangerschaft kalziumreich ernährt, wirkt sich das auf die Zahnbildung des Kindes positiv aus. Gute Kalziumlieferanten (auch für Erwachsene) sind Milch und Milchprodukte, Grünkohl, Gartenkräuter (vor allem Schnittlauch und Petersilie), Sesam, Mohnsamen, Haselnüsse, Mandeln und Ölsardinen.
- **Fluor:** Der Mineralstoff erhöht die Widerstandsfähigkeit des Zahnschmelzes. Die handelsüblichen Zahncremes enthalten Fluor; eine ausreichende Zufuhr von innen wird durch fluoridiertes Speisesalz gewährleistet.
- **Molybdän:** Es mobilisiert Enzyme und spielt eine wichtige Rolle bei der Speicherung von Fluor. Reich an Molybdän sind Bierhefe, Eier, Hühnerfleisch, Hülsenfrüchte, Nudeln und Weizenkeime.
- **Magnesium:** Es ist vor allem in Vollkornprodukten, Spinat, Bananen, Nüssen, Samen und Hülsenfrüchten enthalten.

Tipp

Wenn Sie nach einer Mahlzeit weder Zeit noch Gelegenheit zum Zähneputzen haben, sollten Sie als Abschluss ein Stück Käse essen. Er schließt nicht nur den Magen, er puffert auch Säuren, die ansonsten den Zahnschmelz angreifen würden. Auch kurzes Kaugummikauen sorgt für eine effektive Zahnhygiene.

Heilende Nahrung bei Zahnproblemen	
Grüner Tee (1 Portion)	2 Esslöffel grüne Teeblätter mit 1/4 Liter heißem Wasser aufgießen und den Tee etwa 3 Minuten ziehen lassen. Trinken Sie den Tee möglichst pur, und spülen Sie die Mundhöhle gründlich damit.
Kerniges Frühstück (1 Portion)	1 Esslöffel Haferflocken, 1 Esslöffel zerkleinerte Walnüsse und 1 Esslöffel Sonnenblumenkerne gut miteinander vermischen. 1 zerkleinerte Banane und 1 Tasse Milch unterrühren. Anmerkung: Nicht alles Süße, wohl aber alles Klebrige (auch Trockenobst) ist schädlich für die Zähne.
Sauerrahmgrünkohl (4 Portionen)	500 Gramm Grünkohlblätter putzen, waschen und fein hacken. Den Kohl in 1 Esslöffel Pflanzenöl etwas andünsten, 1/2 Liter Salzwasser zugießen und etwa 40 Minuten bei geringer Hitze eindampfen lassen. Mit etwas Salz und 1 Esslöffel Zitronensaft abschmecken. 150 Gramm Sauerrahm untermischen.
Spinatsalat (2 Portionen)	250 Gramm jungen Blattspinat putzen und waschen. 1 mittelgroße Zwiebel abziehen und in dünne Scheiben schneiden. 1 Esslöffel Öl, 1 Esslöffel Essig, etwas Salz und frisch gemahlenen schwarzen Pfeffer verrühren und über den Salat geben.
Bananendessert (4 Portionen)	4 Bananen schälen, das Fruchtfleisch mit einer Gabel zerdrücken und mit 80 Gramm Joghurt verrühren. 80 Gramm Sahne steif schlagen und ebenfalls zu der Bananen-Joghurt-Mischung geben. In 4 Dessertschalen füllen und mit 1 Esslöffel gehackten Nüssen garnieren.

Zellulite (Orangenhaut)

Was versteht man darunter?

Fast ausschließlich bei Frauen bilden sich die unansehnlichen Fettpolster an Gesäß und Oberschenkeln. Die Haut sieht wellig und eingedellt aus (vor allem wenn man sie zu einer Hautfalte zusammenschiebt) und erinnert an eine Orangenschale. Zellulite ist ein rein kosmetisches Problem, verursacht u.a. durch das weibliche Geschlechtshormon Östrogen, das an genau diesen Stellen für Fettablagerungen sorgt. Gerade auch schlanke Frauen sind oft davon betroffen.

Heilende Lebensmittel

- **Entsäuerung:** Zwar ist es nicht richtig, dass sich bei Übersäuerung die Schlackenstoffe direkt an den kritischen Stellen am Po anlagern, dennoch aber ist eine säurearme und basenreiche Kost sinnvoll, da vermehrt Flüssigkeit aus dem Körper ausgeschieden wird. Außerdem ist basenreiche Kost auch reich an Vitalstoffen und arm an denaturierten Fetten.
- **Fettreduziert:** Entscheidend ist nicht nur die Menge an Fetten (maximal 20 Prozent der Kalorienzufuhr), sondern deren Qualität. Verzichten Sie daher auf versteckte Fette in Wurst und Fertiggerichten, und steigen Sie um auf Fischöl, reines Pflanzenöl sowie auf Nüsse und Samen in kleinen Mengen.
- **Vitamin C:** Das Vitamin steigert die Produktion des für die Haut wichtigen Baustoffs Kollagen. Besonders viel Vitamin C enthält Acerola, außerdem Guaven, Schwarze Johannisbeeren, Kiwis, Papayas, Orangen, Zitronen und Grapefruits, grüne Paprika, Petersilie, Brokkoli und Knollenfenchel.
- **Bromelain:** Das Enzym löst Eiweißverhärtungen im Hautgewebe und strafft die Haut. Besonders reich an Bromelain sind frische Ananas.
- **Proteine:** Hochwertige, schwefelhaltige Eiweißbausteine sind wichtig für die Bildung des Hautkollagens. Wertvolle Eiweißlieferanten sind Sojaprodukte, Quinoa, Fisch und Geflügel.

Tipp

Das beste Medikament ist regelmäßige körperliche Bewegung. Außerdem sollte man die Haut täglich mit einer trockenen, weichen Naturbürste gründlich massieren. Lange Sonnenbäder schaden der Haut, weil sie ihre Elastizität vermindern.

Heilende Nahrung bei Zellulite	
Fruchtsalat (3 Portionen)	1 Ananas schälen, den Strunk entfernen und das Fruchtfleisch in kleine Würfel schneiden. 1 Apfel und 1 Banane würfeln und mit Zitronensaft beträufeln. 1 Esslöffel Pinienkerne oder gehackte Nüsse und 1 Teelöffel Sahne einrühren. Zum Frühstück 2 Esslöffel feine Haferflocken in den Fruchtsalat mischen.
Lachsbrötchen (1 Portion)	2 Scheiben Weizenbrot mit Meerrettich bestreichen und mit je 2 Scheiben Räucherlachs belegen. Dazu 1/2 frische Ananas, 1 Tasse süße Trauben und 1 Tasse geputzten Feldsalat servieren.
Fruchtige Zwischenmahlzeit (1 Portion)	2 reife Grapefruits halbieren und mit einem kleinen Löffel das Fruchtfleisch vom Häutchen lösen. Mit wenig Zucker bestreut oder pur genießen.
Blanchierter Brokkoli (1 Portion)	1 frischen Brokkolikopf zerteilen, putzen und waschen. In einem großen Topf mit siedendem Salzwasser 4 Minuten kochen und mit dem Schaumlöffel herausnehmen. Wahlweise können Sie auch tiefgekühlten Brokkoli verwenden.
Brokkolicremesuppe (4 Portionen)	400 Gramm Brokkoli putzen, waschen und in Salzwasser etwa 6 Minuten kochen. Abtropfen und abkühlen lassen und im Mixer pürieren. 1 Esslöffel Butter in einem Topf zerlassen und mit 1 Esslöffel Mehl bestäuben. Die Mehlschwitze mit 1 Liter Gemüsebrühe und dem pürierten Brokkoli gut verrühren. 2 Esslöffel Sauerrahm unter die Brokkolisuppe mischen und mit etwas geriebener Muskatnuss abschmecken. Mit einem Sahnehäubchen und geriebenen Walnüssen garnieren.

Über die Autorin

Christine Selius ist Köchin und Foodjournalistin. Nach Lehr- und Wanderjahren in Italien leitete sie ein vegetarisches Restaurant. Sie ist jetzt im Bereich der Gesundheits- und Ernährungsberatung tätig.

Hinweis

Das vorliegende Buch ist sorgfältig erarbeitet worden. Dennoch erfolgen alle Angaben ohne Gewähr. Weder Autorin noch Verlag können für eventuelle Nachteile oder Schäden, die aus den im Buch gemachten praktischen Hinweisen resultieren, eine Haftung übernehmen.

Literatur

Carper, Jean: Nahrung wirkt Wunder. Econ Verlag. München 1999
Oberbeil, Klaus und Dr. med. Christiane Lentz: Obst & Gemüse als Medizin. Südwest Verlag. 5. Auflage, München 1999
Wirths, Prof. Dr. W.: Kleine Nährwerttabelle der Deutschen Gesellschaft für Ernährung e.V. Umschau/Braus Verlag. 41. Auflage, Heidelberg 1999
Zittlau, Dr. Jörg und Dr. Norbert Kriegisch: Das große Buch der gesunden Ernährung. Südwest Verlag. 3. Auflage, München 1998

Bildnachweis

Südwest Verlag, München: Titel, 2 (Dirk Albrecht), 5 (K. Newedel), 8 (Hofmann), 11 (Chr. Kargl)

Impressum

Das Werk ist im Südwest Verlag erschienen.

Redaktion und Projektleitung: Dr. Ulrike Kretschmer
Redaktionsleitung und medizinische Fachberatung: Dr. med. Christiane Lentz
Bildredaktion: Tanja Nerger
Produktion: M. Metzger (Leitung), A. Aatz, Dr. E. Weigele-Ismael
Umschlag: Heinz Kraxenberger, München; Till Eiden
Satz/DTP: Mihriye Yücel

Druck und Bindung: Druckerei Uhl, Radolfzell

Gedruckt auf chlor- und säurefreiem Papier

ISBN 3-517-06159-X